U0307421

WALKING ON SUNSHINE

我的抑郁症好了

[英]瑞秋·凯莉 著
[英]乔纳森·普格 绘
王淩 译

上海文化出版社
SHANGHAI CULTURE PUBLISHING HOUSE

果麦文化 出品

WALKING ON SUNSHINE

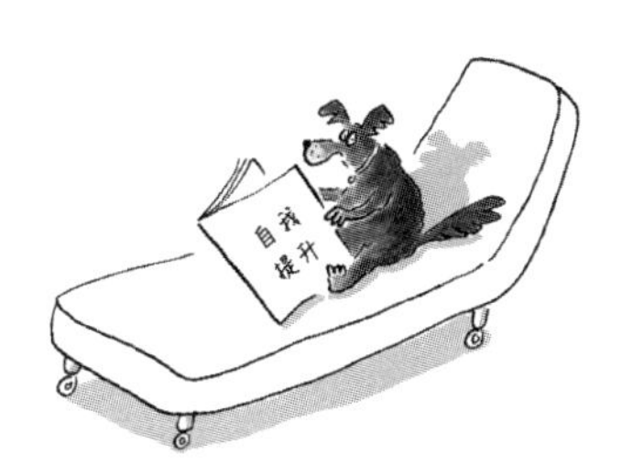

亲爱的读者们：

在此，我想和大家聊一聊我的“发小”瑞秋。我可以为我说的话打包票，毕竟我俩从小就认识。对的，也许您认识她是因为她是一位很聪明的女性或者是一位很伟大的作家。但在我看来，这些都不足以定义她。

她身上最打动我的品质是她拥有一颗非常乐观和积极的心。如果你在派对上见到她，你一定会觉得她是个十分健谈而且善于表达自己的人。她永远是一个乐天派，总能看到事情积极的一面，她会真心实意地和你说：“亲爱的，别担心。”我总觉得如果“乐观”和“幽默”这两个词有实体，那就是瑞秋本人。所以，几年前，当我知道她病了，我很伤心，但当我知道是抑郁症的时候，我完全不敢相信。

但万幸的是，她走出来了，病好了。她也通过这本书教会了我们一些我们本该知道，却长期没有重视的问题——黑暗的阴影潜藏在每个人的脑子的边缘，当它找准时机便会像洪水猛兽一般灌入沟渠，四通八达地侵蚀我们的精神和身体，直到我们无法再把它赶走。

其实，我们或多或少都会被阴影笼罩，有些人症状轻一些；有些人显然比普通人都严重一些；有的人很情绪化，有时欣喜若狂，有时暴躁得令人难以接触。但可能真实的他们并非如此，只是我们不能理解他们的心理变化。

我们都需要去了解抑郁症，也要学会如何对抗它，并与之相处，这样才能更好地守护你爱的和你认识的人。这本书在一定程度上提供了答案，也包括一个很有趣的方法——读诗歌让自己得到舒缓。

当瑞秋邀请我在伦敦的新书发布会上致辞，我就觉得，如果我不能够为这本书写首诗，那我刚刚说的话就没有说服力了。在这片人才济济的土地上，我的这首诗是班门弄斧了，希望大家不要介意，献丑了：

如果你的生活散落一地

今夜 我们为一本书喝彩

这文字令世间流光溢彩

它告诉我们一件小事

如果你的生活散落一地

请读一首小诗

当白衣天使束手无策

你是否手足无措

当黑洞漩涡深不见底

你是否任其吞噬

请读一首小诗

那是无法预知的灾难

诗歌为你细语呢喃

没有人类不能克服的艰难

当你无法清醒

请跟随瑞秋·凯莉

一同追寻诗歌文字带来的力量

如果你眼中的天空灰霾一片

如同那矮个子的法国男人

如同逆流而上的法国男人

功败垂成于滑铁卢

请读一首小诗

如果你因为手足的背叛

而无法领导你的人民

那么你需要诗人的安慰

忘记那些小人作祟

如果你不小心超速了

有人举报了你

你被关进了监狱

不要灰心丧气

不要歇斯底里

也不要与之置气

读读欧文和萨松的诗歌吧

你会被诗文打动

学会不理会那些冷漠的言语

投身埃德蒙·沃勒的辞藻中

如果你的孩子态度恶劣

请拜读叶芝

让心情平静

如果他们为了听睡前故事而持续纠缠

请多看威廉·考利

让心灵舒畅

如果你的耐心即将磨平

请试试爱伦·坡

如果你不幸患病

那么看数行荷马诗也许能给你希望

生活里令人心烦的琐事

没有美好的诗歌是不能治愈的

也许某天你在为亲朋好友选礼物的时候

可怕的阴霾悄然聚拢

你感到颠簸而无助

就像泰坦尼克号上绝望的船长

也许你会抓住一本济慈诗集

又或者会抓住一本雪莱的

但别忘了还有瑞秋·凯莉

在书中我们为你敞开心扉

即使在阳光沙滩阅读也很应景

别只看了

把它带回家吧

鲍里斯·约翰逊

伦敦

作者序

如何保有宁静与快乐，在此分享我的所想所悟。于我而言，两者密不可分：宁静时常带给我愉悦。

然而，安乐之境得之不易。三十多岁时，抑郁症初袭，我与病魔展开漫长艰难的博弈。本书第一部分，是时逢魔怔时，日记、信函和邮件中的所述所感。本书第二部分，是我得以复原的秘方。

我历经两次重度抑郁，主要源于焦虑。第一次发病时，我身为《泰晤士报》新闻工作室的记者、两个孩子的母亲，终日忙忙碌碌；我的丈夫塞巴斯蒂安，既是高盛投资银行的初级银行家，亦为一名政治新手，正竞选英国保守党党内职务。恰逢此时，我在“黑狗”的泥潭中深陷、一蹶不振。“黑狗”是温斯顿·丘吉尔给抑郁症的称呼，可谓家喻户晓。经年之后，第二次抑郁症暴发。

抑郁症病因各异，而我的源于如牛负重，起初是焦虑难眠。我竭尽所能，努力成为尽忠职守的雇员、慈爱称职的母亲、善解人意的朋友、温柔体贴的妻子和乖巧孝顺的女儿，却在最后，心力交瘁，被彻底击垮。

为避免焦虑引发抑郁，我接受了抗抑郁和助眠药物的治疗，我也在诗中寻找安宁。但是生活未有实质改变。此后，我回到《泰晤士报》工作，鲜有提及自己曾罹患病症并曾在医院小住一事。罹患精神疾病令我羞惭，我渴望逃离魔掌。但是，第二次病魔降临，足足两年暗无天日，我痛下决心：找到出路，拯救自己。

漫漫十年，略窥门径，以飨读者。

抑郁症是一种疾病，正如人体器官会出问题，大脑概莫能外。当病情严重时，药物不可或缺；然而，更多的时候，我们应关照精神健康。精神疾病与生活休戚相关，环境、生理、心理需求皆可导致疾病。正如吃含糖分太多的食物，就更容易与糖尿病结缘。若疏于关照精神健康，焦虑和抑郁将与你如影随形。

令人欣慰的是：我们既然能看顾身体，必能照拂精神。书中第二部分亦分享一些行之有效的方法。

得以重生，何其之幸！作为精神疾病患者，我通过友人、同事、博客和邮件分享体验，也收到读者信函和邮件。人们如此慷慨，不吝分享与交流。我采撷奇思妙想、美文佳篇录入本书，也从精神健康慈善组织、中学、大学和商业机构的演讲及专题研讨的内容中甄选节录。

本书第二部分，有52个明达心智的小技巧。病症急性期必须依靠药物，其后，却是这些小技巧令我逐渐好转。

这些办法如良师益友。它们是通往快乐和自主生活的捷径。阻断比治疗更佳：我照此方法，再未坠入昏暗。

当然，这些做法或许不能直接带来快乐，它通常只是附属品。快乐是自发的。所以，你不可能在头脑中轻扭一下开关，就让自己变得欢乐。相反，快乐常常是人们所思所为的间接结果，无论是浇灌花园，还是帮助他人。其实小技巧更奏效。岂止有效，若集腋成裘，可大为改观。我发现：每次我尝试一个更为激进的方法，若设定的标杆太高，结果往往都会落败。

实践证明：充分认识不同时期压力的特殊性，十分有益。作为母亲，我发现，我面临的挑战是如何配合学校的教学时间。作为作家和精神健康问题关注者，压力往往来自截稿日期和必须准时完成的工作。需留神高朋满座的圣诞节和其他特殊节日。天气和光线有时也会影响我的精神状态。

本书是折中主义的产物，沙拉碗中盛放各式美食，供读者任意挑选以备其用。故此，书中空白处，读者可略书感悟，躬身自省。膳食、呼吸、哲学名言、祈祷铭文、诗歌谚语、冥想静观，点点滴滴的思考，令我挨过漫漫长夜。古代禅修探求生命奥秘的方法融合冥想与呼吸，让我得以安宁。

哪怕仅是一两步，令你安宁、助你打开那扇幸福之门，若你也不时深感喜乐，如漫步阳光，于我而言，与有荣焉。

瑞秋·凯莉

2018年1月

伦敦

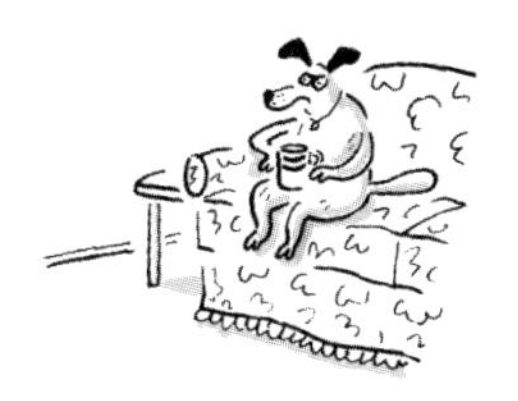

目录

第一部分：
迷失自我

第二部分：
寻寻觅觅 52个通向幸福的方法

春 天

夏 天

秋 天

冬天

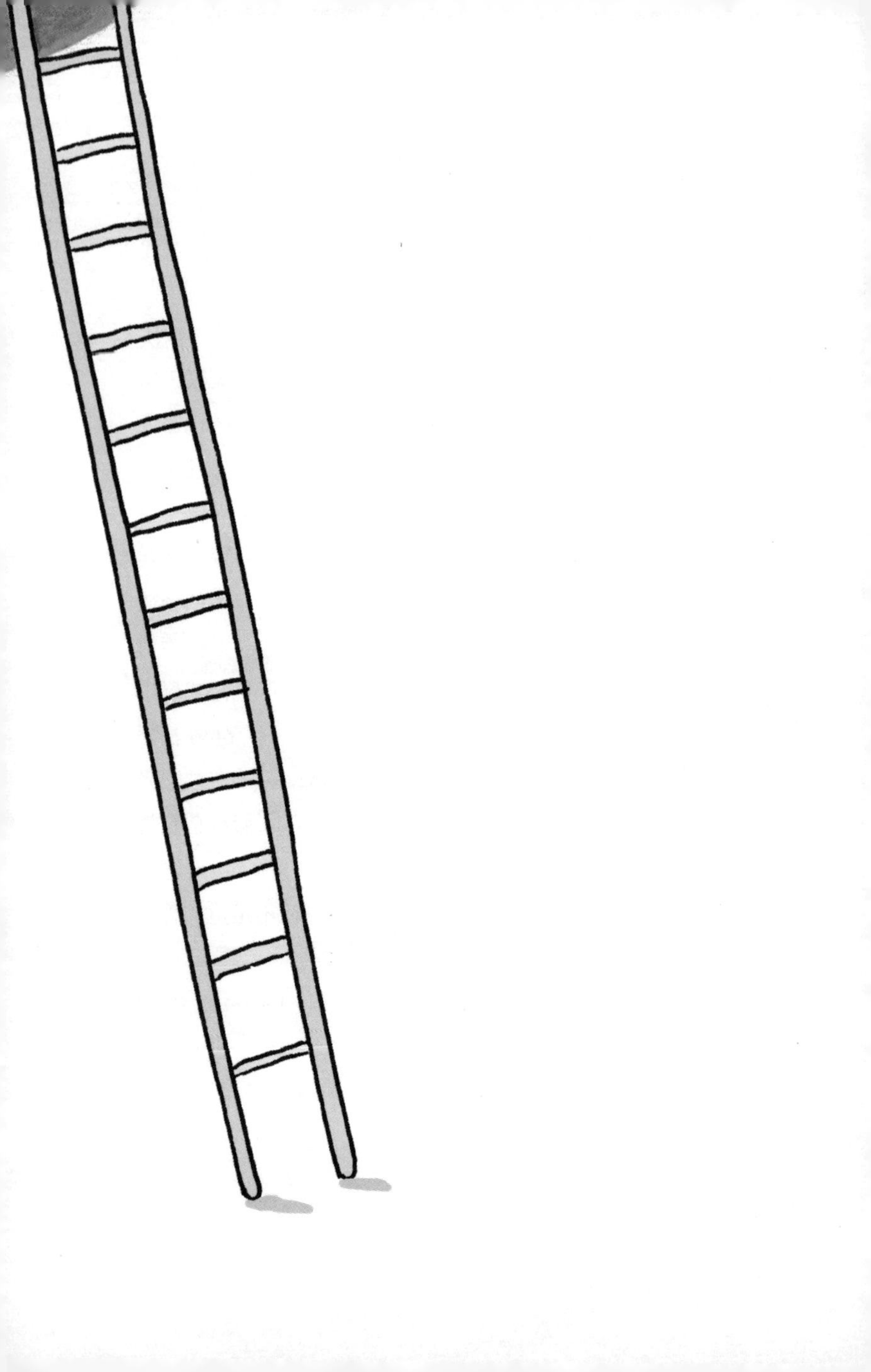

Walking on Sunshine

第一部分

迷失自我

我躺着的那张床

五月的某个星期天，我突然病倒。傍晚六七点，像往常一样，我哄两个孩子上床睡觉。我们的三重唱在通往顶楼的楼梯上飘荡，顶楼是孩子们的卧室。未及打理的厨房溃不成军，一片狼藉。

我一只手搂着三个月大的乔治——他肉嘟嘟的腿圈着我的胯，另一只手牵着两岁大的爱德华，一步一步往上爬。我们谈兴正浓，聊着这愉快的一天：爸爸让爱德华骑在他的肩上，怎么会在公园里有鸭子的地方摔下来呢？饮茶时，妈妈怎么会摔了盘子？笨妈妈，可是有什么要紧，我们才不在乎盘子呢！爱德华吃了多少条炸鱼？我们都记不得了。当我们一起洗澡时，乔治趴在我肚皮上，爱德华躺在我身边，水暖洋洋的、飘溢着松香味，我紧绷的身体松弛下来。

洗完澡，站在洗浴间的格子地板上，我用白色毛巾挨个擦拭两个宝贝身上的水。和平时一样，我打断孩子们的嬉闹，在他们圆圆的肚子上乱亲一气，爱德华也学样去亲弟弟。急急忙忙的一天缓缓进入尾声。

近几月，我被乔治搞得疲惫不堪，但现在好多了：他多数时候可以睡一整夜。我在考虑三个月后结束产假，回伦敦《泰晤士报》继续新闻记者的工作。我能听到塞巴斯蒂安在楼下窸窸窣窣收拾屋子。这声音，平常无奇但无比珍贵幸福！

晚七点，心脏突然怦怦乱跳。坐下给乔治喂奶的一瞬，尤其厉害。恍恍惚惚，我感觉自己变成了两个。塞巴斯蒂安进屋递了杯水给我，我听到一个人在说“谢谢”，而几秒之后，我才意识到那个人是我。

一小时后，我俩开始晚餐。夜气沉沉，飕飕凉意从前屋的法式窗户卷袭而来，而我却汗流浃背，身体轻飘飘的。尽管生了第二个孩子后，我变重了。我费力聊着这一天的时光，孩子们、塞巴斯蒂安下周的工作、我的复职。没和孩子们待在一起的几个小时，我神思恍惚、手麻足钝，老是问塞巴斯蒂安他在说什么。

晚上十点半，关床头灯时，我对塞巴斯蒂安嘟哝了一句：“乔治醒了，轮到你管哦。”他侧耳听了一阵，乔治像先前的四五个晚上一样没哭。“还好。”我用被子裹紧肩头说。塞巴斯蒂安翻身对着我，他似乎觉得哪儿不对劲。

“别担心乔治，”他抱着我说，“夜里实在休息不好，白天你就补上一觉。”

我告诉自己，古怪的感觉会过去的，又不是之前没有听过乔治的哭声。即使前几夜没做好——莫名其妙有一种疏于练习的感觉，但又不是不懂怎么哄孩子睡觉。我当然明白该怎么做，上帝知道，乔治是我的第二个孩子了。

愉快的散步让塞巴斯蒂安迅速进入酣眠，睡得很香甜。时钟嘀嗒，我却辗转难眠：去了趟洗手间，又回来打开卧室窗户，拉紧窗帘，将枕头移了个位置。几分钟后，我又移了枕头的位置，关上窗户，拉开窗帘，再去了一趟洗手间。

长夜漫漫，我努力让自己不去看时间，最好不要知道醒着的状态下躺了多久。可是最后我还是忍不住看了看钟，快一点了。我双肩紧缩、呼吸微弱、汗流如注，把枕头抵在胸前，如同用一只盾牌在抵挡不知名的敌人。以前，周日晚上我习惯早睡，最迟不过晚上十一点。

和一般人一样，我偶尔失眠，间或醒个个把小时，但保证睡眠充足一直算是我首要关注的事。突如其来的失眠还是头一遭。我把时钟翻过来，让它趴在床头柜上。两分钟过后，我想不如做点有用的事，看看孩子们吧。

乔治睡得香甜，粉嫩的肌肤细致光滑，黑睫毛浓密纤长。我深深吸气，闻到他呼吸中甜美的味道，几乎能听见他的心跳。我依偎在乔治的小床边，要是能缩放自如，把自己再变成一个小小的婴孩，那该多好！

来到隔壁爱德华的房间，暗夜无声，我凝视着他卷曲的头发。他双臂伸展、无拘无束地放在头侧，一丝笑意挂在嘴角，偶尔抽动一下，似乎正陶醉在无比欢乐的美梦中。跪在他面前，我深吸一口气，像往常在孩子们睡榻前所做的一样。现在，我希望奇迹在我身上发生。

祈祷完，我的心依旧狂跳不止。下楼时，被门狠狠撞了一下，我拳头紧攥，眼睛刺痛，热泪盈眶。我想，或许是饿了。走进厨房，狼吞虎咽吃了些麦片、一片烤面包和一根香蕉。我的手在颤抖，切面包时差点切到自己。母亲常说淀粉食物有助眠作用。但事实上，回到床上，我毫无睡意，感到病魔来袭，警觉清醒，如临大考。

时钟嘀嗒，幽暗的夜里笼罩着失眠的气息，如同我内心的焦虑。恶心、气促、心悸令我忧心忡忡。想到该如何担起母亲、妻子、女儿的责任就愁眉难展。睡眠缺乏、行动迟缓、意识恍惚，起床穿衣、做饭吃饭（牛奶喝完了吗）、家务清单、约会安排、洗衣洗碗、照顾襁褓中的婴儿和答应过的那些事……明天怎么办？除开眼下的重重心事，复职后的事也让我牵肠挂肚。怎样在工作中顾及孩子，做个称职的母亲？怎样在照顾孩子的同时，做个称职的记者？待在家里会不会失去工作？回去工作会不会失去孩子？以目前的状态，哪一个角色是能做好的？

短暂的焦思苦虑后，我躺在床上。暗夜深深，睡意全无，惶惶不安。脑中有蔓生植物在肆无忌惮地疯长，爬满颓废的山墙。我心乱如麻，感觉脑袋里的思绪不受我控制了。努力回想温馨往事、美好记忆，几小时前孩子们洗澡时水花飞溅的快乐时光。但是，又被之前的胡思乱想狠狠拽了回来。混混沌沌的感觉糟透了，心跳得更快。真怕继续跳下去，会心力衰竭。

我掉转脚步，咯噔咯噔跑上楼，再去看看孩子；然后冲下楼，来到洒满月光的厨房。此前洒了些牛奶在地上，脚踩着黏黏的。过了一会儿，又急吼吼地爬上床。以前我从未留意到脚底踩着地板、被单触及肌肤的感觉。尽管心跳狂奔，却要逼着自己静如止水，像个孩子，在面对怪物时小心翼翼地让自己躲起来。

时钟在枕边高声嘀嗒，听来十分刺耳，每走一秒，都像是“邦”地敲了一下。心每跳一次，身体就打个战，感觉好像看着的是另外一个人。该躺左边还是右边呢？或许是太热或太冷了吧？不如把钟捂到枕头下，会不会安静点？要不干脆就定定地看着它转？要不去读书吧？但开灯会弄醒身旁的塞巴斯蒂安。是有一个声音在干扰我吗？要不戴上耳塞？可是如此一来，乔治哭了也听不到。乔治快醒了吧，那是任务，至少这事我还能做。

我下楼到起居室去睡，蜷缩进船形沙发的红色垫子里，嗡嗡作响的脑子乱成一团。一躺下来就意识到，这里听不见上面乔治的动静。我只得折返，在爱德华房间里的空床上躺下，至少在这儿可以听见孩子的哭声。可这样感觉更糟，只得潜回卧室，依然睡卧不宁、风声鹤唳、心绪难安。

天色破晓，第一抹晨曦染红天空，我似乎听到乔治的哭声。是的，我听到了！若真如此，意味着至少漫漫长夜的煎熬宣告结束。但当我跑上楼，却发现乔治仍酣然熟睡，与之前并无二致。到头来，我还是整夜无眠，孤军奋战，如士兵孤独坚守在哨位上。

第二天，家里我睡过的地方处处狼藉。

昏天暗地

第二天早上，我暗自思忖：要是今天行为正常，三餐按时，入睡准点，那就说明没问题了。然而，事与愿违。当晚仍旧整夜失眠，此后夜夜无眠。短短几日，身体危如累卵，生活乌七八糟。

一扇暗门“咣当”在脚底打开。不再挣扎起床，不再忙碌穿衣，焦虑令我胆战心惊。以往每日迎接我的恐惧，现在看来只是走向疯狂的温柔序曲。我不再担心睡不好或不能成为好妻子、好母亲和好记者了。是时候找个专家看看，解决这些诡秘莫测的问题。

某天傍晚，我们去家附近的一家医院拜会费希尔医生。他答应了我们看急诊的请求。治疗室很小，里面有一张橙色沙发。费希尔医生留着胡须，神情专注。起初，总是塞巴斯蒂安在说话。费希尔医生平静威严，他善于在危急关头施以援手，人们总是自然而然地向他求助。

医生转向我时，我迷迷糊糊的。“先报一下你的出生日期吧。”他不动声色地说。1965年9月出生，32岁。是的，这就是我记得的第一次。他询问我吃不下、睡不好已到何种程度，我告诉他我已不吃不睡。原以为我的症状会让他震惊，但他看起来毫不惊诧。“这些生理反应正是‘抑郁症’的典型表现。”费希尔医生说。这是我第一次听到“抑郁症”这回事。

“但是以我的理解‘抑郁症’应该让你感到绝望灰暗，”我说，“我只是觉得痛苦而已。”我心想：这个医生不太专业，或许我该去看心脏病专科或者神经科。我并不悲观绝望，只是感到身体的痛苦，费希尔医生一定弄错了。因为言不尽意，我感到抓狂。要是能向他解释或描述清楚我痛苦的程度或类型，也许他就能判断准确了。我极度失望：这个伪专家，不由分说就下诊断，但诊断明显是错误的。

在治疗方案方面，费希尔医生尊重我的意见——当务之急是解决睡眠问题，他主张用抗抑郁药物助眠。但是，我并没有抑郁症，我坚称我只是睡不好而已。使用抗抑郁药物在我看来太疯狂了。如果我们直接针对睡眠问题，我的焦虑或许会缓解，不必立马就用抗抑郁药物。好吧，那就吃安眠药吧。面对我的坚持，医生让步了。塞巴斯蒂安取来了药，看到小小的蓝色安眠药片时，我忍不住哭了，但不吃药能睡着吗？生活并无波澜，身体并无大恙，为什么睡不着的症状会如此严重呢？的确，我有些焦虑，但并未遭遇什么大事能使症状如此严重啊。简直不可思议，我被诊断为抑郁症还被用了药。

纠结了几个小时后，我被塞巴斯蒂安劝服。他说，费希尔医生经验丰富、医术高明、值得信赖，吃药是好转的第一步。于是我吃了第一片药。满嘴都是药物的腐蚀性味道，它钻入四肢百骸助我入眠。后来，我明白举棋不定也是抑郁症的症状之一，包括想病情好转却对该不该吃药踌躇不决。

第二天早上，我强撑着起床，上午云淡风轻地过了。注射没有效果，安眠药片起作用了。我所有的症状减轻为嘴里可怕的金属味，到了正午，嘴里的味道也消失了。我下楼逗爱德华玩，孩子看到我眉开眼笑。午餐能正常吃了。啊哈！我是对的，我好了。现在，只需要像外祖母一直坚持的那样，晚上睡个好觉，又可以回去忙忙碌碌了，忙碌真好！我“啪嗒”一声关上了脚下的暗门。

晚上，我决定不吃药。再吃下去，恐怕会产生药物依赖，到时无病也成病了。没有吃药，一切如常。母亲匆匆赶来探病，看到我气色不错，高兴地说道：“你看起来太棒了！”她嚷嚷道，“留胡子的男人真是太不靠谱了！”

乐观主义抬头，我更觉得一切如常。没有吃药，晚上多数时间也能睡。现在，好比坏仙子把我拐跑，和我同一阵营的好仙子又将我拖了回来。多么奇妙，好像有人挥舞了魔杖。我全心全意地给了塞巴斯蒂安一个大大的拥抱。

尽管我百般推脱，塞巴斯蒂安还是带我回访了费希尔医生。家人告诉我：他们都认为我恢复正常了，只是以防万一而再确认一下。这次，我仔细观察了费希尔医生。他既不拒人于千里之外，也不过分亲密，他更在意彼此尊重。他身形矮小，却给人沉稳丰富之感。他听多说少，用银色的自来水笔在几张白纸上写着。午夜蓝的墨水在纸上写下的字迹清晰流畅。我看不到他写了些什么，好像是“高功能”这个词。

我彬彬有礼地表明，自己不再需要他和他的药。我对自己的社交技巧颇为自得，优雅地表达感激之情。为了说服他，我说自己在他的帮助下，发生了神奇变化。同时故意避重就轻，以防他再过问我的病。尽管我看似谈吐正常，极力否认问题，但他依然找到了蛛丝马迹。我渐渐意识到自己头脑中的诡计：一部分的我是在花言巧语、东遮西掩、粉饰太平。

我千方百计想过关：是的。对的。谢谢。我真的好了，真是感激不尽！生活过得不错，抱歉让你失望了。你说对了，我很忙，要应付所有的事情的确会担忧疲累。但是朋友们都在累，人生的舞台上谁不累呢？我累并快乐着。报社的工作很忙，丈夫也很努力地工作。几个星期前，他作为议会候选人参加了大选。对啊，虽然才生了孩子，我还是为他去拉了票。

你说得没错，我承认有时也有大厦将倾的感觉，为塞巴斯蒂安竞选站台和照顾孩子会有冲突，但我喜欢变戏法似的新鲜感。而且现在选举结束了，轻松多了。我只想回归正常。

当费希尔医生挑起话头，问我之前有多难受，我对病情的回答一掠而过。有关我家庭生活的话题啰唆冗长（在我看来是这样），我们聊到我的爱好：种多肉植物、读诗（最喜欢的诗人是乔治·赫伯特）、看恐怖片、跟爱德华一起做饭、邀朋友共进晚餐、变换着装、撮合女友的姻缘、听到有节奏的声音就会即兴舞蹈。我不喜欢的事？没有，真的，除了开车和做柠檬馅饼，仅此而已。家里情况？有姐姐（作家）、弟弟（律师），童年幸福，父母皆为专业人士。总之，生活幸福美满，并无颓靡阴暗。

幸亏我感觉到侃侃而谈自己优渥幸福的生活似有不妥。但他找错病人了：真尴尬！显然外面有一些病得很重的人才是他该医治的。我们起身离开时，费希尔医生要我给他看一下生病前的照片，他之前让我带着。照片拍摄于乔治出生后的几周，我抱着他坐在门前的台阶上，沐浴在春日阳光里。

我并未明白索要照片的意义。费希尔医生随后解释道：照片是种暗示，它指向生病前的样子，也正是他希望我回到的状态。精神科医生对抑郁症病人之前的生活一无所知，而抑郁症来临，病人展示在医生面前的状态和从前大相径庭。我禁不住想，照片他没还给我呢。

“很高兴和你见面。”我说。于我而言，我们永远不需要再见。“祝你好运。”他答道，握着我的手，刻意不即不离，显示他与病人间的专业距离。这样的握手，我将极为熟识；对这个姿势的依赖，将来也超乎我的想象。

夜幕降临。“好，”我想，“一定得稳住，我能应付的。”头几个小时，静静地躺着，呼吸平顺。“稳住稳住。”我不停地重复着，好像骑在马背上，对正在撒欢的马儿说。但随后，忧思烦扰光临：凌晨时分，胡思乱想满脑乱蹿，它们犹如在露天游乐场照哈哈镜，被扭曲变形，扯作庞然大物。如果失眠，我会变成什么样？很快，从思想到身体，所有坐卧难安的症状回来了，再次控制了我的胃和头。我不知道发生了什么。

我想入非非：小宝贝乔治要死了，大儿子爱德华也要死了。任何想要转移注意力的尝试只是在加深我的恐惧。躺在床上，攥着的是丈夫的手还是母亲的手呢？——管它呢，抓着就好——直至彻底神经错乱。——放手吧？我会死的，会如树倒根摧，陷入死去活来的挣扎中，迷失在无边无垠的痛楚里，直到消亡。床正在下陷，我正在沉沦。我如胎儿般蜷缩着躺在床上，拼命想抓住点什么，肌肉僵硬，精神戒备，神经紧绷，毛发倒竖。我得拼命抓住点什么。我的身体从未经历过如此势不可挡、地动山摇的苦痛。

如果救不了我，我就死了算了。被埋在洞中，目不能视，耳不能闻，知觉消失，身体不复存在，那才好呢。像一只受过伤、被丢弃的动物，只求能停止陷入更深的恐惧。我想从床上爬起来去洗手间，可是只能全身蜷缩，像婴儿一样被抱着进去。挪一下都不行，像是犯罪现场的被害者，位置被粉笔圈出来。一进厕所，就回不了床，一动就会跌倒。所以，我躺在地板上，抓住毛巾架的栏杆，不肯松手。妈妈只得一根一根掰开我的手指。

白昼没入暗夜。没有起床，没有睡觉，没有用餐时间，昏天暗地。日常生活的路标都消失了。镇静剂药效来的时候才能清醒一会儿。母亲遵着医嘱，按剂量给我服用了镇静剂，药物的作用令我头晕目眩，恶心犯呕，但也暂时控制了可怕的恶魔。

晚上，要同时服下镇静剂和安眠药。我强烈需要这些药丸，我“嘎吱嘎吱”地咀嚼着它们，像在吃营养品，我渴望被淹没。几周过去了，塞巴斯蒂安照顾孩子和我，早已精疲力竭。他和母亲商量后决定，为减轻压力，把小乔治送去自己家人那里一起住。塞巴斯蒂安的家人很想帮忙，但因为不住在伦敦，许多事有心无力。我记得那天早上，小乔治被抱进一辆等候的小车里，我站在卧室的窗前抽泣，感到一种绵绵不绝的思念之痛。

我会在夜里想着他入睡，醒来的第一件事也是想起他。让我聊以自慰的是：尽管我完全不能尽到母亲的职责，但我仍然能像任何一个母亲那样去牵挂自己的孩子。

痛苦中的希望

服用五周安眠药、镇静剂，情况未见好转。费希尔医生说：“得换个法子，去医院。”他的语气不可辩驳、令人感到毛骨悚然。“去医院能接受持续专业的治疗，她必须住院。”费希尔医生不容置疑地说。他转身又道：“不要耽搁。”塞巴斯蒂安和母亲同意了，他们认为我的病情急转直下——但当时谁都没有告诉我。

前路迷茫，多数人面对此情此景会心生恐惧。生病几周以来，我第一次在打包行李时感到了希望，去医院意味着有所改变。简单的一步，走进另一座房子意味着好转。我的确病得很重，危重病人到医院，心理上会感觉好多了。我需要专家的看护，这就是答案。在我看来，恐惧似乎有了神奇的出口。

医院的主楼是红砖混合的维多利亚式建筑，在一条安静的街道上，远离繁华路段。我经常从这里路过，但它外观普通，我一直以为是幢公寓。我带了些书，万一没过多久就能集中精力看书了呢？我想象着泡泡浴和杂志。穿过重重大门，我一直在想：一切都会过去的。待在家里是个可怕的错误，所有症状蜂拥而至，它们钻进袋子又跑出来，在我的生活中迅疾地自由来去。会轮到我被允许回家的时候的，一切会恢复正常。

穿过一道道大门，心跳非但没有慢下来，反而跳得更快了，我将塞巴斯蒂安的手攥得更紧了。稀松平常的接待区，幽深无名的通道，两侧紧闭的大门。我瞥见了休息室，我猜里面都是病人——但大家的穿着与常人无异，很难辨认。

护士们走来走去，各忙各事。一个病人突然蹿出，把脸凑过来，仔细端详我的脸，他说："我认识你。"除此之外，没有迹象表明这是一家医院。四周静悄悄的，听得到某处嗡嗡的打字声，像是平常办公室里打印机输出纸张的声音。没有疯狂的人物，没有压抑的尖叫，也没有鬼魂上身的眼睛——一样也看不到。

塞巴斯蒂安要走的时候，我强忍住哭泣。他把我的手放到一位护士手上，她说话抑扬顿挫，好像在对一个母语不是英语的人说话。她指给我一个房间，有十四平方英尺，淡黄色的墙壁，中央放了一张床，一只边几，橙色窗帘，印有时髦的几何图案。尽管护士对这间套房极力夸赞——带卫浴，舒适宁静，但我认为这地方乏善可陈，鸦雀无声，让人真想发火。显然，并没有那种专门设计的有助治疗的特殊房间，那只是我之前一厢情愿的想象。这个房间和你能找到的任何一家高级汽车旅馆并无二致。我最在意的是窗户，灰暗多尘。为防自杀或逃跑，窗户装了七十年代风格的防护栏，看起来像工业集装箱，没有一丝绿意。空气沉闷，我感到透不过气来。

床很窄，坐在床边，我——感到——彻头彻尾的孤独！这世上，无论何时、何地，任何国家都可能有这样一个房间。但是我只想在某个独一无二的地方扎根，而那个地方就是家。我想看爱德华的《好饿的毛毛虫》，书的封面上有棕色的污渍，那是我和他一起喝热巧克力时洒上去的。我想把孩子们的托马斯小火车睡衣叠整齐，准备放到他们楼上的房间。我想从客厅望出去，看到塞巴斯蒂安悠闲地躺在他最喜欢的扶手椅上看书。我想要我自己的羽绒被，带着家里洗衣粉的香味。我想要家人的安慰。我把头埋到衣袖里，吸着家里的味道。

连床的位置都错了。我需要缩在角落里，床架靠墙让我觉得安全，我不要在房间中央的床，让我被可怕的虚无包围。我想要些翻旧了的书，一条棉布床单，一个微型壁炉，一条玫瑰花覆盖的床罩，我想要看得见树景。但眼下只有移不动的床和打不开的窗。我唯一能移动的就只有那条薄薄的毯子和枕头。我把毯子裹在身上，退到角落处，蜷缩成球，五脏六腑无比酸楚。我紧紧抱住枕头，希望它是塞巴斯蒂安或是任何一个孩子，甚至是爱德华最喜爱的熊猫，最后，劳神耗力、陷于虚无。我神经紧绷，无力动弹，外表沉静而内心汹涌。

到这儿来，症状并无好转。我只想不顾一切地结束痛苦，跳下正在坠毁的飞机。我想把自己剖开，杀死那头住在我身体里、攻击我、让我疯狂的怪兽，它正吸食我体内每个细胞里的精髓，一直吸到指甲尖。啊哈，我住院了。他们会把我送上手术台，把我切开。啊哈，现在我被切开了。每一种感官都被扭曲着。所思、所感、所说无一不是病态。真想随便抓住个人，摇晃他，大声尖叫，不停晃动他的肩膀，直到把他的眼球从脑袋里晃出来。没人明白，我没疯，他们才是疯子。他们疯了，因为他们麻木愚蠢、任性邪恶、愚昧无知。有个地方叫地狱，我就在里面。没有人意识到，我的痛苦无边无际。没有人帮忙，他们在正常行走和交谈。我不明白他们怎么会这样？他们怎么敢这样？他们为什么不救我？

痛苦熊熊燃烧，比过去任何时候都要强烈，远超坠入爱河的力量。我云天雾地，有气无力，只余虚无。就算我厉声尖叫，分贝达至电视最高音量，观众也听不到我的声音，因为他们都把电视调了静音。我不确定，我想的那些事是否已经发生。但肯定有事情发生。孤独的日子，漫长到犹如过了一个世纪。我攒足勇气，怀着引颈翘首的期待来到这里，结果却是空欢喜。

终于，护士回来了，给我量了血压和脉搏。为什么离开这么久？我号啕大哭。她说，只不过几分钟。现在，越是说到失事的飞机和剖开自己的话题，意料之中，人们就愈发关注。一大群医生护士、精神科专家、治疗师鱼贯而入，拿着夹板、问着问题、面带微笑，白纸杯里放着药片。收拢夹板，他们问了我一系列问题。我的等级从轻微的悲观程度A级被提升到自杀倾向B级。一位护士对另一位护士说："她在坠机上？"她以为我没听见。

我鄙夷不屑：这些人救不了我。我们之间无异云泥之遥。他们的问题荒谬无稽——岂能凭三言两语就断章取义？他们问这类问题，说明对我所居住的那片深不可测的陌生领地一无所知——他们没有护照，也不会讲这种语言。这种痛苦非比寻常，然而他们的问题却中规中矩。痛苦无以言表，所以，即使你声调沉稳，我也会高声大气。否则你怎么能想象我的状况呢？只有意识到我可能被强行镇定下来时，我才会降低声调。

夜幕降临。护士们唯一做的事就是开灯，打着手电筒检查，确认我是否用塑料刀片做了傻事。药被拿走。不能再吃了，已经吃得太多。房间里竟有本《圣经》，尽管字里行间已污迹斑斑。我记得母亲说过的一段话："我的恩典够你用……"我翻来覆去、喋喋不休着。护士第二次进来的时候,《圣经》掉地上了，我拉着她的手，就像在家拉着母亲的手。护士很快明白难以脱身。没有费希尔医生写着安慰话语的卡片可依靠，也没有其他人的手可依靠，这个护士就是我全部的依靠了。最后，她用《圣经》代替她的手，溜走了。当我对她大喊大叫、要她留下来的时候，她并未转过身来。

无法再入睡，高度焦虑，所有常规药物无济于事。我哭得声嘶力竭。护士从我的环抱中挣脱出来，我只得紧紧抱住自己。我喃喃自语："我想死……我想回家……"与曾经的自己分裂的痛苦实在让人难以忍受。我作为母亲、妻子和记者的生命，触摸和被触摸的能力，聆听、歌唱和舞蹈的能力，以雷霆之势被夺走，它们被剁开揉碎，堆放整齐，丢弃在房间的角落。自然，我哭得越厉害，来看诊的专家就越多；人越多，我就愈发焦虑得想离开；越想离开，人们就越希望我留下。我只关心第二天能不能出院。

日光从窗帘缝透进来，天空开始下起小雨，我意识到：为了出去，必须假装好多了。我历来演技平平，这次却激情四射，跃跃欲试。我不再提到飞机失事的话题了。尽管医院再三强调，一旦我脱离照料，他们无法保证我的安全，但是我情真意切的恳求奏效了，我终于可以出院了。

早上，费希尔医生来了一会儿，看到我入院后病情急转直下，赞成我回去，认为回家病情会好些。至少惊恐万状的时候，我可以躺在自己的床上了，我还有地方可去。塞巴斯蒂安来带我回家，扶着我上了车，此时，上班族正沿着人行道朝地铁方向鱼贯而入。

爱的召唤

医院之行丢盔卸甲，得改弦易辙、另起炉灶了。治疗方面，费希尔医生认为待在家，有人陪着更好些。母亲住了过来，和塞巴斯蒂安一起照顾我。费希尔医生每隔几天来一次。停服镇静剂和安眠药，既然久试无效，不如改服抗抑郁药。鉴于病情的特殊性，给我用的是三环类的传统抗抑郁药物，现在这类药物医生们已很少使用。新药叫度硫平，是白色药片。药物的狂轰滥炸让我昏昏欲睡，有时会无法动弹。牙槽后的舌头浸在化学药品里，像是被沙漠覆盖，使我讲话含混不清。

药物虽有副作用，但成效显而易见，焦虑一点一点在消退。痊愈之路坎坷崎岖，我正匍匐穿过盘山隧道，向山而行，峰顶云蒸雾罩。倏忽抵达山顶，却又滑到山脊。费希尔医生第二次来的时候，画了幅锯齿状线条画，像是勾勒出的喜马拉雅山的轮廓。这就是我的恢复路径。我把那幅画钉在床边。

费希尔医生解释了服药方案，他希望病人能明白他开的是什么药，为什么这么做。他说，大约有三种不同类型的抗抑郁药。二十世纪五十年代的第一代抗抑郁药，叫单胺氧化酶抑制剂（MAOIS），因为副作用较大，现在很少用了。但医生们仍然偶尔使用第二代抗抑郁药，也就是三环类药物（TcAs），其中包括我服用的药物度硫平（Dosulepin）。抗抑郁药物的名字令人迷惑。每种药物实际上有两个名称：其属名或化学名（此处为度硫平）和品牌名，或叫商品名。如果被多家制药公司出售（如度硫平作为二苯噻庚英类药物出售），会有其他许多名称。就像真空吸尘器（其属名）与胡佛或伊莱克斯（不同公司选择的品牌名称）之间的区别一样。记住区别的一个简单方法是，属名是小写的，商品名称用大写字母。

这些三环类抗抑郁药物是偶然发现的：最早临床用来测试治疗帕金森病，后来人们发现它可以改善人的情绪。这类药的优点是便宜，一般不会上瘾。但一些精神科医生现在已经不用的原因是它副作用明显。正如我所发现的，特别容易致人昏沉。新一代的药物，百忧解和塞罗沙特等品牌最出名。这些药物的属名是氟西汀（百忧解）和帕罗西汀（塞罗沙特），研发于二十世纪八十年代，副作用比较小。它们对提振精神、抑制悲观厌世的情绪效果奇佳。费希尔医生认为，虽然这些新型药物有诸多优点，但鉴于我的高度焦虑和疯狂紧张，选用三环类药物更好。我需要的是风平浪静，而不是喜气洋洋。

他讲道，为了不让焦虑弄垮我，他一直在调整剂量。医生们治疗抑郁症时很注意把握分寸，慢慢增加用药剂量。一旦我适应，他再慢慢添加。他认为用药正如往墙上挂画。他说：往上，往下，好！平了。目前尚不太清楚药物的作用方式，费希尔医生并未对“5—羟色胺水平增加”作出长篇累牍的解释。即使现在，经过多年研究，复杂的脑部扫描技术日臻成熟，在神经科学领域，抗抑郁药是如何精准影响脑化学的，仍是未解之谜。有一点可以肯定，费希尔医生相信它们的功效，而我相信他。

每天上午的情况是最糟的。向晚时分，药物最终攻城略地，占据优势。突出的表现是思维清晰，感觉今日不同往昔而有片刻的精神愉悦。或许过往一切只是一梦。其后，感觉一切照旧，现实真实无比，倏忽坠入绝望。谁也没打包票说我再不会犯病。通常的情况是，忧虑会加重忧虑，恐慌会引发恐慌。我依旧极度惊惧，连是否起床这样最简单的决定都会犹疑摇摆，得鼓足极大勇气才能下决心刷牙、打招呼，甚至上厕所。但是，病情终究一天天在缓解。同时，我找到了同舟共济可以一起与抑郁症对战的盟友。

二三十岁时，每每朋友需要安慰，我会给他们寄去一首自己从中得到慰藉的诗。有人开玩笑说，我开了一家诗药房，诗代替了药丸。现在，身患疾病，我需要诗的抚慰，而母亲正是诗意的源泉。有些母女会因烘焙志趣相投，母亲和我却是在诗歌方面志同道合。躺在床上，听着母亲读书，我又变成了孩子。这些年来，她一直在做一项工作，把她喜爱的诗歌、祈祷文、轶事编纂成册，起名《慰藉》。

我求知若渴，若遇旅途中冰凉解暑之清泉，鲸吸牛饮，一干而尽。眼下身体状况堪忧，听几首诗都已疲惫不堪，小说和其他读物就更力不能逮，能享受简洁明快的诗歌真是上天眷顾。读诗可消解孤独，让我明白自己并不孤单，有人与我同病相怜、休戚与共。它们让看似突如其来的残忍病魔变为某种有序的道理。诗歌令我心潮澎湃、如获新生。它浓缩凝练，遣词曲折，须心力专注。它以类乎物理治疗的方式令我瞬间震撼，将我从过去和未来的忧虑中解救出来。

我和母亲以短诗开头。我最喜欢苏珊·柯立芝的《新的一天》。每日痛苦将至，它便如雪中送炭：

每天都是一个清新的开端

默默倾听心灵的微音

纵有陈旧悲哀

和更久远过失的余痛

还有那预知的困境

和难以避免的痛苦

全心全意投入这新的一天

我也喜欢奥斯卡·哈默斯坦（Oscar Hammerstein）的歌《你永远不会独行》，母亲握着我的手反复吟诵。后来，随着精力增加，我转向十七世纪诗人乔治·赫伯特的诗。当读到《爱》的第一节时，我感觉一股电流穿透全身，手臂上汗毛倒竖。爱向我召唤，我的灵魂却因为肮脏和罪恶而退缩。诗人认为灵魂是“沾满尘垢和罪恶”的想法，完美地描述了抑郁症病人的感受。这首诗一针见血地指出负罪感，即使有充满爱心的家人、丈夫和孩子，我仍会无地自容，以前我从未承认这点。我反复吟咏赫伯特的另一首诗《花》。我最喜欢的一句是“痛苦像五月的冰雪消融”。我在便利贴上写下这句话，把它贴在了浴室的镜子上。在和赫伯特牵手的日子里，抑郁症逮不到我。就像诗人拥抱着我穿过了几个世纪，把我裹在悄无声息的茧里。这是耳目一新、额手相庆的声音，充满接纳与希望，而不是斗争和绝望。

我又能关注到孩子，记起自己是个母亲。乔治的头发吸引着我的眼球，能准确认出它让我身体舒畅。乔治刚出生时，头发乌黑浓密。现在，王冠般柔软的发盖上，有几缕金色在飘荡。日光从乌云中挣脱出来，照在我面前，我止不住热泪盈眶。我仔细研究着他，纤细的指甲覆盖着粉嫩的指尖。几周前，婴儿装显得又肥又大，现在却绷得紧紧实实。他一会儿如小麻雀般叽叽喳喳，一会儿低声咕噜，一会儿哼哼，所有的声音似乎都是在乞求我的回应。又听到乔治的混响曲了，那一刻，他似乎已懂得与我交流。我又能以正确的姿势抱起他。乔治圆圆的小腿像发泡的面包，胖嘟嘟的、夹出褶子。把他放在腿上，他会本能地用手抱着我的腰。他已经可以昂头了，我的胸脯再次有用，再次是某个小东西的巢。

乔治皮肤的温暖令我周身战栗，兴奋得快要晕倒。回想起几个月前离家，把他丢给塞巴斯蒂安时的情景，而现在病情日渐好转，已经能抱他入怀，我忍不住把头埋在他的发间轻轻啜泣。我下定决心，就算病入膏肓，我也决不会离开孩子。望着乔治幽蓝深邃的目光，我暗暗发誓：“再不会发生了！”

反攻倒算

第二次犯病已是五年后的事了。其间，我闭口不谈抑郁症的话题，更不愿谈论发生在我身上的事，就好像我从来没得过这个病。第一次犯病后的痊愈之路继续，病魔来势汹汹地折腾了六个月，直到我基本恢复，可以重返工作。我不愿多想到底怎么好起来的。其后几年，我继续服用抗抑郁药，只是剂量在逐渐减少。不去琢磨天塌地陷的原因，不去探究焦虑沮丧的根源，更不会为此改变生活方式，忧心病魔反扑。我卷甲倍道，迅速回归匆忙如常的生活。

出于自我保护的本能，我渴望反本归原。显然，从前的生活远比屈服于病魔的恐惧强太多。我只想迅速重回往昔。我们这代人训练有素、匆促奔忙地生活。我尽职回归工作，回到定制西服、周而复始的时间表中去，回到生活中该有的角色和样子中去，我只希望一切如故。

最初回到工作岗位的几小时，有种从来没离开过的感觉。熟悉的滤壶底部有咖啡烧焦的味道，衣帽间有空气清新剂的芬芳。离开时脾气暴躁的那些记者，回来后依旧性烈如火。键盘上的字母“K”还是很难按，“嗒嗒嗒”，四周都是忙着整理稿件的同事。感觉不赖！当下班刷卡返家的时候，我想我属于这里。这是朝思暮想的办公室友情。当第一篇文章完成，看着报刊上自己的名字，有种暌违已久的成就感。饮水机周围的那些人是我渴望的伙伴。办公室生活平淡无奇，不经意间的互动激发了我的社交反应，我装作兴高采烈。

少数几个人知道我身体抱恙，大多数人却并不知情。这样很好，在不知底细的人面前表现得快乐，是一种被推崇的社交规范，越表现得快乐，我越感到快乐。我终于逃离了孤独的监禁。生活压根儿没变。我辛勤工作，坚守为母天职。几年过去，有时会紧张焦虑、疲倦忙碌，有时力不能逮，但吉人天相，再没陷入重度抑郁。

我殚精竭虑地扮演着母亲的角色，致力于家族兴旺。女儿凯瑟琳出生了，此后是双胞胎亚瑟和夏洛特。当然，我现在意识到：组建大家庭，其实是在冒健康风险、选择一条更艰难的路。小家庭是更明智的选择。但作为母亲的那部分天性与生俱来，喷薄而出，就像忍不住的痒痒。孩子们小时候，很少待在他们身边，我深以为憾。时至今日，我母性的本能里，依然没有温情脉脉、温言软语。我只是知道想多要几个孩子。对孩子的渴望与对工作的追求相互抵触，令人难以取舍。十全十美谈何容易？其实我明白，要想两全其美，高强度压力只会令我再度抑郁。

或许自由撰稿人是一个完美的折中，毕竟不用在办公室上班。于是，我从《泰晤士报》离职，开始在家工作。但做自由撰稿人与按部就班的新闻工作者一样是种挑战：需要具备兼顾工作和孩子的灵机应变能力。作为自由职业者，必须自主创业，寻找机会。因此我强迫自己迎难而上。但在工作和孩子之间，我时常顾此失彼，进退两难。忧虑、烦恼卷土重来，焦灼、急躁如蝙蝠在厉声嘶叫，每个纷至沓来的无眠之夜，脑海中万马奔腾。

好运用完了，我再次陷入抑郁。

十二月，一个寒冷的夜晚，第二次抑郁肆无忌惮，不期而至。我清楚得很，第二次在对敌作战中丢盔卸甲的那一刻。再一次，抑郁似乎从天而降。但追根溯源，显然是因为超负荷运转——勉为其难地扮演形形色色的角色——朋友、母亲和自由撰稿人。经过几个不眠之夜，我势竭力穷，这是种令人胆战心惊的熟悉模式。而我正在紧锣密鼓地筹备圣诞节邻里聚会，且有在年底前要完成的工作。

伦敦西区的房子里挤满了家人、朋友和邻居，他们为一年一度的圣诞狂欢而来，其中有记者、律师、作家，还有出版商和政客。我一直在努力做尽善尽美的女主人，像在精心设计一支舞蹈，带领陌生的人们一起旋转。厨房里，面对一堆脏玻璃杯和空托盘，短暂喘息的当口，问题来了。那刻，我明白战斗结束了。

我离开家，溜出门，赤脚向拐角处父母的家中走去。客人们挂起外套时，他们不会意识到晚会的主人瑞秋已隐入黑暗，不久就会消失。每走一步，自信分崩离析，更觉彷徨无助。父母仍在聚会上，我拿起前门自行车棚里的备用钥匙，开门进房。我的脚冰冷潮湿。我把项链摘下来，感觉好多了。这才是真正的我，不再是伪装在虚无缥缈的快乐里的我。双臂僵直交叉，紧抱胸前，我坐在孩提时代玩耍的房间里。那匹没有尾巴的摇摆木马，耐心地在窗前等着我。黄色沙发已褪色变旧，我把头埋在它破旧的装饰布里，吮吸它熟悉的味道。

这是为了摆脱生病的瑞秋，而做的最后一次尝试——我渴望以某种方式回到孩提时代，免受痛苦的伤害。如果我保持绝对安静，用念力回到过去，或许眼前的一切都会消失。

有些希望人们来找我；我哭得越来越大声，希望他们能来，像母亲一样来救我。母亲知道我该怎么做才可以得救。没人来。我现在处于自由落体状态。没有什么事、什么人能阻止这令我眩晕和惊惧的坠落，坠入濒死挣扎的痛苦深渊。最后，我步履艰难地回到家，鞋子拎在手上，聚会如火如荼。一位客人看到我的样子很是好奇，问我有否被邀请。

塞巴斯蒂安扶我上楼回到房间。他明白，我也明白，战斗结束：我努力了，但失败了。塞巴斯蒂安把我塞回床上，然后回到楼下招呼客人。我穿着派对礼服，清清醒醒地躺在床上，听得到楼下那些耳熟能详的高谈阔论。

第二天早上，我们给医生打了电话。在第一次抑郁症发作五年后，这次的治疗似乎没什么起色。尽管一位医生朋友向塞巴斯蒂安透露，一些精神病科医生已不再热衷开处方。方法得当，或许一切迎刃而解。曾经一度，人们以为药物治疗是解决问题的唯一手段。现在，人们开始质疑抗抑郁药物的疗效。研究表明，百忧解对某些患者更为有效。第一次患病至今，新药尚未研发成功，而老药副作用较大。塞巴斯蒂安这次很明智，没有告诉我这点，我需要相信药物的疗效。我吃的药叫西酞普兰，是新一代抗抑郁药。但是，一颗怀疑的种子已经种下：也许除了药物，还有其他更好的治疗方法。

庸常之扰

这一次，两年中大部分时间就在时好时坏的病中度过。现在不得不承认：这种叫抑郁症的病攻击我如探囊取物。我真愚钝固执，若不是两次濒临崩溃，还不可能意识到必须有所改变。第二次病到形销骨立之时，我终于陡然明白："唯彻头彻尾改变，方有出路。"我恶狠狠地像是在对另一个人说。严峻的病情摆明了一个事实：执念于之前的种种规划、设想已经毫无意义。

我想更了解自己的病。为什么会患病？除了求助药物还能做什么？有其他方法可以改善精神健康吗？怎样才能不面临第三次崩溃？医生告诉我，你每次抑郁症发作都判若两人。我细思后，感到极为恐慌。好比前两次你摔坏了胳膊，第三次不骨折才怪呢。谁？什么？何时？何地？为什么？单单从抑郁症入手，这些问题只能如泥牛入海。套用医生的话：你无法检查出引起这种病的恶性细胞。抑郁症不像癌症，目前，尿液、血液或任何生物测试都无法分辨谁是抑郁症患者。医生说，表面看来我生病的诱因是孩子们年纪尚幼，我作为母亲无法协调好小孩和工作的关系、承受的压力过重。但真实原因较为复杂。任何生活中的重大变化都可能令你患上抑郁症，无论是分娩、离异、裁员还是丧亲。我深有同感。从小，我厌烦改变，尤其是会让人失去的改变。有了孩子后，无论孩子会带给你多少快乐，都意味着不知不觉在失去，失去独立自由的生活和原有的生活方式。

两次患病让我油尽灯枯，身体不堪一击。孩子出生后，我心力交瘁。仔细回想，当时就已力不从心，只是现象不太明显，两次患病都以无尽失眠为前兆。或许正是自己感到被人需要，而又力不能逮，才会陷入重度焦虑。不管称之为“抑郁症发作”还是“崩溃”，这个过程中，大脑某些部分是不听使唤的，为生存而战的意识消弭，包括记忆。通常，从崩溃中恢复过来的人会惊讶地发现，生病的时候没有时间感。他们认为自己病了很久，但事实并非如此。我的情况正是这样。

我对抑郁症的症状毫无概念。原以为自己不过是茫然无助、郁郁寡欢地躺着，绝没想到这就是病的生理表现。其实精神和身体密不可分。人类活动没有一种是纯物质或纯精神的。在任何领域，人类所有活动都是精神物质活动。所以，抑郁症会诱发身体症状——医学上称之为躯体化症状。任何身体器官都可能出问题，大脑器官也不例外；但与其他器官不同，大脑特别复杂，人类对它的运作方式知之甚少。费希尔医生解释说："简而言之，高度焦虑、极度恐慌的人，肾上腺素水平会升高，导致睡眠、饮食停滞，引发身体疼痛。身体的应激反应就是在应对生命威胁时，要么战斗，要么逃跑。"

人体无时无刻不准备着将长期生存状态转为短期自救。机体永远处于应激状态，储备的燃料会随时输送给大脑和肌肉。应激状态下，燃料燃烧需要耗费更多氧气。所以几个月来，我心跳加速，血压升高，呼吸急促。没有胃口，是因为身体为减少能量消耗，拒绝消化，减少唾液分泌（因药物副作用导致的唇干舌燥除外）。我双目圆睁以便洞若观火，我反应敏捷以便随时发起进攻。即便早期的恶心也是有其原因的：危及生命时，呕吐或排便使身体变得轻盈，令任何寻猎动物兴味索然。与担心险恶的迪拜之旅会遭遇坠机风险时惊恐万状的表现一样，突如其来的重度焦虑会引起转瞬即逝的生理反应。但在空前敏感的状态下，这种应激反应会绵绵不绝，令人筋疲力尽。

现在，医生们承认，重度抑郁引发的生理痛苦远胜任何严重的身体疾病。曾任皇家全科医师学院院长的约翰·赫德博士，引述了刘易斯·沃尔伯特经典著作《恶性悲伤：抑郁症的解剖》中的一句话：如果不得不在罹患肾绞痛、心脏病和严重抑郁症之间做出选择，他“宁愿避免抑郁症之痛”。这是一种难以想象的身体感受，与冠状动脉疼痛如出一辙。它摧枯拉朽，不能很快得到缓解，甚至危及生命。它是整个人出了问题，而不是身体上的某些机械零件出问题。除了疼痛和苦难，令人对欲望、希望、决断、思考或感受都无能为力。

我从未经历过冠状动脉疼痛，但这段话的每个字都触目惊心。

现在我相信，抑郁症并非源自身体，它有生理、社会和心理的诱因。同样，解决办法必须从生活的各个方面入手。病重时，生命无日无时不在承受难以忍受的伤害，周身疼痛、无法入眠、食欲全消、求生欲丧失。此时，药物在治疗中至关重要。

全世界，每四十秒就有人死于自杀。人类情绪和行为受大脑控制，所以抑郁症发作时，大脑能被检测到变化。大脑的某些区域变小，传达效率降低，新生脑细胞减少。正如我的发现：抑郁症患者的身体会随抑郁发作而变化。由于应激反应被激活，炎症水平和应激激素水平升高。无须质疑抗抑郁药物，我病情严重时全靠它们。无法得知这些药物是如何作用的，但是它们可以逆转抑郁症的一些生理反应。临床实践中，药物对消除悲伤情绪的作用不可估量。

我发现：药物和其他策略双管齐下是痊愈的关键。

药物只是一系列的治疗手段之一。

尤其是逐渐了解这种疾病的生理本质后，我开始采用物理手段帮助自己。我欣然得知，采用一些有益的办法确保大脑健康、增加自我认同，是有据可考的。我开始改变饮食，重视运动，做呼吸吐纳练习。每个人都需要建立自己的策略工具包。所以，如果你还感兴趣的话，在本书的第二部分，你会读到关于心理生理学、彩虹色食品、神秘呼吸吐纳练习等不一而足的介绍。书中的第二部分，教你如何找到改变的驱动力。不如用习惯跟踪法，或许从错误中反躬自省，能有所感悟。

改变心理状态和思维模式，尤其是如何对待完美主义、事事取法于上的问题，我仍在修炼途中。我展开了与治疗师们的多方合作，他们善意委婉的提醒让我明白：或许我更应该对自己心生怜悯，不必为已发生的事心怀愧疚。若旁人面对像我这般压力，可能早已一命呜呼。或许以后可以降低对自己的要求，毕竟身体如大厦将倾已是不争的事实。本书后半部分，你将洞晓如何变控制为好奇、如何减少完美主义——看看我的60%法则吧。

为将抑郁斩草除根，我的生活发生了翻天覆地的变化。很幸运，我能专注于自己认为真正重要的事情，而不在乎追求地位和外在的成就。工作、生活今非昔比，我不再是一家报纸的编辑，而是作为一名自由撰稿人和精神健康活动专家，与英国顶尖的心理健康慈善机构合作。我去本地的监狱做志愿者，创办个人工作室，通过书籍和写作分享所思所想。

诗歌告诉人们不同的故事，我坚信它有很强的治愈作用。如果你感兴趣的话，你会发现，一年中每一季，我都有诗歌推荐。感谢治疗，让我学会给予自己和那些受苦的人更多的恻隐之心——这世上，有很多我们这样的人。

曾经我迷失过方向，但是现在，我好像找到了自己。我并不后悔自己曾经患病，虽然我不希望这样的事发生在任何人身上。抑郁症教会了我以一种崭新的方式生活。这本书第二部分的后半段，在“年度日志”这一节中，你能看到保持安静和健康的小技巧，希望能够给予你帮助。

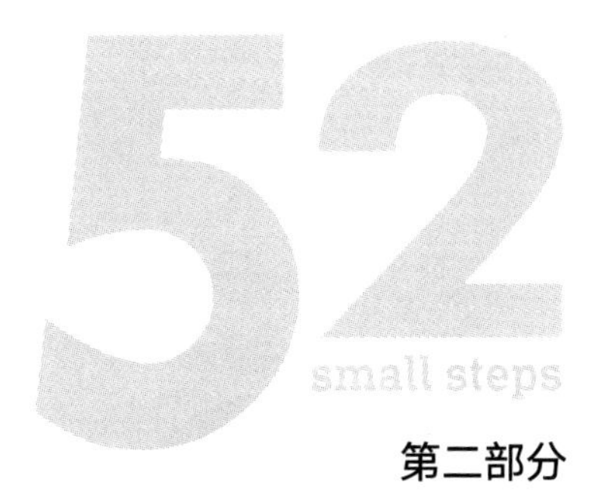

第二部分

寻寻觅觅

52 个通向幸福的方法

Walking on Sunshine: 52 small steps to happiness

春天

3月

—

4月

—

5月

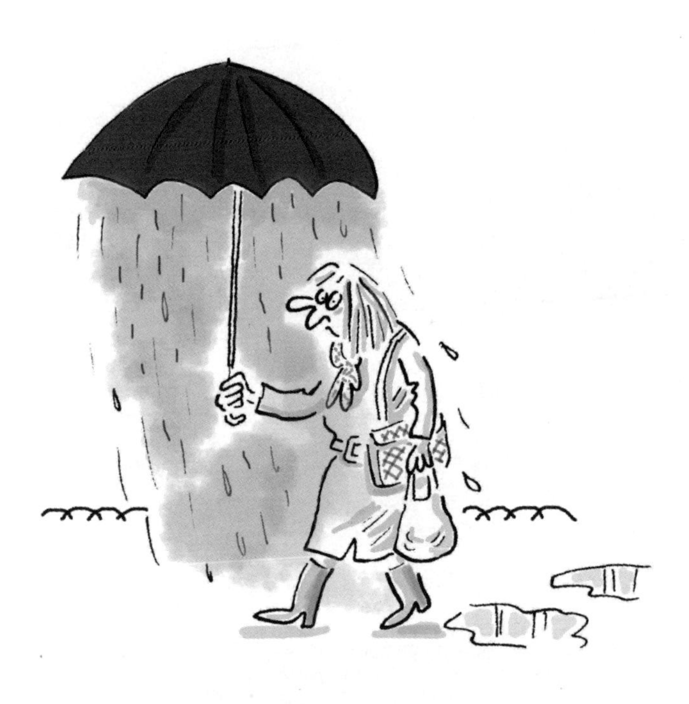

1. 春天来了

我们刚从湖区的一次家庭旅行回来。下面是约翰·克莱尔（John Clare）的《小羊羔》（*Young Lambs*），这是万物复苏的季节中，当一切变得皆有可能，他来自春天的祝福。这首诗令我放慢脚步，用心欣赏那些因为过去起早贪黑、饱受摧残而未曾注意的周遭环境。

春天的来临，有迹可循

万物生长，篱笆坏了

围着的干草堆，余光闪耀

如被风化为褐色的远古碎片

阳光窥视着每一个隐蔽的地方

小金凤花争相绽放

金光闪闪的星星一颗、两颗

——直至漫天繁星

晕染着金色的黑刺李树丛边

一只小羊羔被拴在后面

它在小山坡上摇着尾巴迎接往昔

另一只羊羔，在那避风的地方

瘫软如死泥

——让我悄悄走过，不要惊扰了它

让它伸展着四肢晒太阳，好像站不起来[1]

克莱尔用爱的语言勾勒春天初临、草长莺飞的景象。从“打着花骨朵的金凤花”到“一两颗金光闪闪的星星”。上次收获时留下的干草堆已经被移除，准备种植新的作物，只留下一片光亮的“残迹”。这些冬天的残羹冷炙在春意萌动、欣欣向荣的场景中显得突兀离奇，看起来就像“一些远古的碎片”。一只小羊羔蹦蹦跳跳“摇着尾巴”迎接诗人；另一只在阳光下懒洋洋地晒太阳，

1 王淩译。

“伸展着四肢”，“好像站不起来”，任他径直走过。对克莱尔来说，新生命是春天美好的象征，它无忧无虑、四仰八叉地躺着，享受着阳光，即使诗人走近也毫不理会。放下书卷，想象克莱尔笔下日光浴中的小羊羔，我不时发出会心一笑。

2. 把控制变成好奇

三月的早晨充满希望。天空晴朗，阳光灿烂。明朗的心情，让人忍不住想整理房间。我要孩子们帮忙，但个个不情不愿。就像《柳林风声》里的鼹鼠，他们的看法是："见鬼吧，大扫除！"每当此时，我总是吟唱颂歌，从中寻找办法，最喜欢的一句话就是："把控制变成好奇。"

控制与焦虑密切相关。通常感到不安全，才总是试图告诉别人该做什么。具有讽刺意味的是，你越想达成心愿，越会南辕北辙。所以现在，每当意识到我在指挥别人时，我都会问自己为什么。我发现，通常我会将对诸事的安排强加于人，自以为是地认为世界该如何运转，而非审时度势。最放松的办法就是停下来，呼吸，把控制变成好奇。问问自己为什么，是否真希望别人帮我整理？动机是什么？答案使我感到惶恐不安。我想在周围的环境中加强秩序感，这样内心会感到平静安宁。

当我终于克服控制的冲动，并相信一切依然如故，就可以更充分地享受这一刻。家人会去整理，虽然半小时后才做。如果有人质疑我的假设，我只感到好奇而不是被冒犯，这让我感到自由自在。

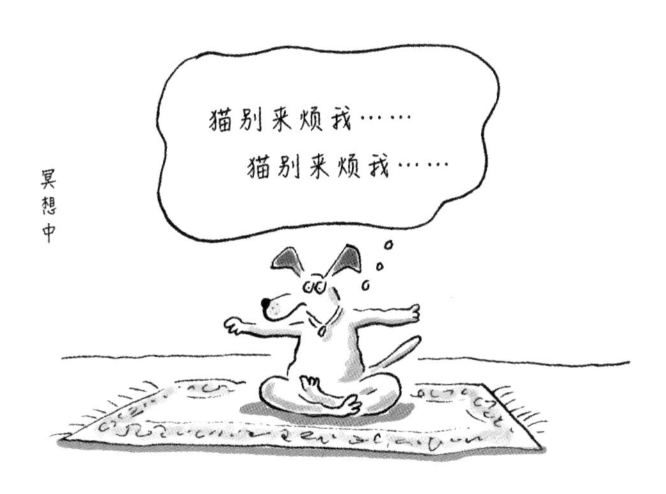

3. 施以援手

离我家不远，有一排破旧的维多利亚式红砖建筑，那是一座男子监狱。今天早上，我在监狱教育处做志愿者。这项工作反映了监狱教育部门的导向和需求。今早的任务是教“监狱杂志”的犯人怎样做采访。在其他时候，我会组织的是诗歌写作工作坊。写诗是宣泄复杂感情的出口。难以置信，人们对写情诗趋之若鹜。

志愿者团队、监狱工作人员、十来名囚犯齐聚一堂。气氛祥和友好，其乐融融。但工作坊无异于对牛鼓簧，收效甚微。

即便如此，当工作人员与囚犯之间建立起微妙的情感联系时，在某些奇妙的瞬间，我们心意相通。那些短暂的时刻，诗歌是全部的存在。我们忘记了安全培训，忘记了被告知必须时刻保持警惕，忘记了应对被囚犯胁迫绑架有充分思想认识。

沉湎于个人烦恼时，很难与人和谐共处。我有时感觉，与人相处举步维艰。但是事实证明，跨越这个障碍后终有意外之喜。或是收获真知灼见，或是发现作家苗子。一些囚犯——通常是年岁较大的那些——满脑子的诗歌信手拈来，令我们获益匪浅。

4. 专注于瞬间

走出紧张的会场去洗手。回来时，心情好多了。原因如下：缓解压力的方法是在忙碌的间隙，做一项“专注的活动”。几年前，我找到了洗手这个办法。至于你，梳头、刷牙或者其他一些不自觉的日常活动，你尽可选择。人困马乏时，做这种活动，头脑能被拉回当下。大量证据表明，专注有益。但与人说起时，人们常常说，找时间练习多难啊——因此，有必要把这种专注活动渗透到你既定的行为模式中。

有意识地去感受：水的冰凉、水花溅在盆上的声音、肥皂的气味、沾满泡沫的手。匆忙的一天结束，此刻，我所要做的就是全神贯注于这些美妙的身体感觉。我可以站在水盆旁思考生命的奇迹。不仅仅是为了事后有一双干净的手，更是为了专注当下，享受此刻。借洗手之机擦擦眼镜，让我之后看得更清晰，也能在平日里经营出星星点点的平静。这是我第二专注的活动。在你专注的表单中，不断添加活动，你的日子就会被那些愉快而专注的时刻填满。下面这几个专注活动极为有用，你不必离开房间或干扰到会议（例如擦眼镜或者涂鸦），因时因境，你可自行选择。我计划下周增加刷牙这个活动，做三遍，且边做边数……

5. 杂物窒息

我在做家务。清理橱柜，也清理我的头脑，让自己更加享受那些专门留下的东西。春日的阳光铁面无情，映照着物件上随处可见的尘埃。多余的冬衣、靴子、毯子、靠垫、玩具、书籍、扑克牌、棋子、水壶、罐子……不一而足。我决定遵从十九世纪艺术家、设计师和作家威廉·莫里斯的话，1880年，他告诉人们：只保留有用或美丽的东西。

在腾出空间、保有空灵和丢弃记忆的印记之间取舍，是非常艰难的。对我尤其不易，我是那种很难扔掉东西的人，家里人都是如此。奶奶会把冰箱旁抓到的老鼠留下来，她总想，万一有只猫呢？所以，我有一个清理准则：只留下带给我快乐的或者与家人朋友密不可分、有难忘记忆的物件——这不是物件，而是梦的印记。这些东西可能没用，但对我来说，它们意味着美好。试想，如果有人发现我扔掉了他们给我的东西，我会多么愧疚难堪！而对于其他东西则可以说声："谢谢！请上路。"

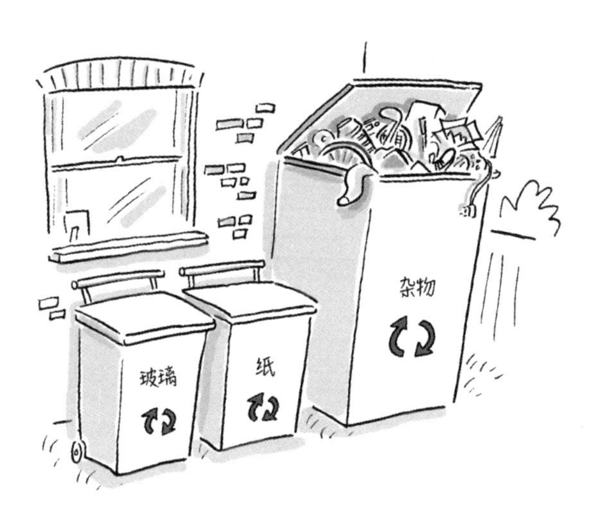

6. 祈祷

四月，天气异常温暖，厚厚的外套令人闷热难耐。虽无惊无险，但脸红气短。回家路上，我发现一座教堂，一阵惊喜后，溜进它的阴凉里。静静地祈祷令我在繁忙的现代生活中得到短暂的解脱，有时间和空间去思考。我用了最喜欢的祈祷文，是特蕾莎嬷嬷去世后，人们在她的每日祈祷文里找到的一段话：

不要被任何事打扰

不要被任何事吓倒

一切都在流逝

耐心忍耐

……

这些句子易学易诵，提醒我有更大的力量存在，而人类并不如自认为的那样无所不知。现实世界告诉我们：人们有能力解决问题，然而挑战无处不在，不受控制。人类知之甚少，更多的是迷茫。无论秉承何种信仰，有时，我们所能做的就是培养一种“耐心的耐力”，并提醒自己“一切都在流逝”。走到室外，沐浴在阳光下，特蕾莎再次带给我安宁。

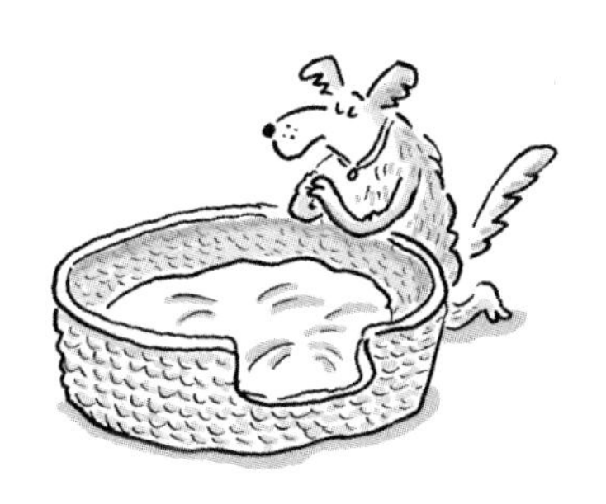

7. 呼吸三部曲

我对呼吸吐纳如痴如醉，遭到女儿的哂笑。她以对生物学深悟其道的口吻提醒我：如果不呼吸，人就得死。我回道：那为什么运动员和歌唱家都练呼吸呢？呼吸使你和你的身体互相感知，助你凝神定气。呼吸反映你现实身体的状况。张开、鼓气，呼吸让你感觉自己正一点点打开，一点点伸展。

通过这种特殊的呼吸练习，能真实地感知肌肤的存在与舒适。闲暇之时，找个安静的地方坐下，就可以进行。此前颇表质疑的女儿，现在面对即将投入的紧张一天时，也会练习。每一步只需你一分钟时间。

第一步：

坐下，凝神正念，想着你的情绪、你的身体感受：

脚正踩着地面，衣服正贴着肌肤。听，心的跳动、呼吸的节奏。

注意你的所思所想——用一种开放包容、不加评判，而是充满探究的眼光去端详它们。有时，给它们贴上标签很有好处——“计划”“担忧”，轻轻地让它们离开，就像叶子顺着小溪漂去。

第二步：

静观内在，专注呼吸。无须改变姿势、想法或呼吸。去感知每一次的吸入呼出，感知呼吸时身体的起伏波动。

第三步：

注意力向外扩展，心神凝聚全身，感知你的四肢百骸、你的所思所想和你的周遭环境。在这个阶段，你或许会思绪起伏。慢慢敞开心扉，重新开始你的一天。

8. 拔掉电源

还是笑我的那个女儿，刚刚在大声喊我："瑞秋。"而我一直在玩手机，压根没有听到她在叫我。此事令我意识到，是得改变使用手机的习惯了。据说，智能手机用户平均每小时看九次手机。三分之一的用户在早上七点前就开始查看电子邮件。有些人甚至上洗手间也带着手机。此类事例，我了如指掌，因为本人正是其中之一。

要想改变，首先得认识到手机的危害。专注屏幕并不能使我成为自我期许的有创意的人，而是分散我的注意力，让我远离所爱之人。我的解决办法是：

1. 在粉红色手机壳上写上"谨慎使用"。
2. 短信和电子邮件仅用于约家人和朋友面对面交流。
3. 注意：玩一小时后或在睡前关掉手机。

电视、电脑、智能手机的屏幕发出人造的、刺眼的蓝光扰乱身体。在本该放松时，它令大脑以为这一天还在如火如荼。天色渐暗，某些应用程序会自动减弱屏幕的光亮。屏幕变暗，身体却没有闸门去关掉“清醒”。我多数时候得靠女儿提醒，一家人坐下，晚餐开始，女儿一声令下，今晚关掉手机的时间就到了。

9. 拥抱新的一天

我怀疑自己跟史努比一样，十分厌恶早晨。尽管早起是一场艰难的挣扎，可毕竟值得一试。我明白，做一只云雀比做一只猫头鹰对精神健康更有益。以下是我今天早上为强迫自己从羽绒被里爬出来所做的努力：

1. 坚信除了强迫自己起床外，别无他法。对我而言，行动激发动力，而非动力激发行动。

2. 清晨醒来时的缓慢呼吸能帮助头脑清醒。刚唤醒的思想启迪心智。一夜安眠后浮现在脑海中的一切，让我们把握思维的温度。

3. 做伸展运动。希望有一天可以练瑜伽，瑜伽更能让你了解自己的身体，并意识到它的局限。但目前伸展运动也不错。我正在做与经典瑜伽姿势“下犬式”很像的伸展运动，家里的猎犬跑了进来，也做着它的“下犬式”。与我不同，它总是以喜悦的心情迎接每一天。

4. 打开窗户，探出头，闻闻空气的味道，感觉生命鲜活地存在——如果刮风下雨会更舒服。我感到身心合一，和谐美好。

5. 浴镜上映入眼帘的一段话令人欢欣鼓舞，它来自麦克斯·埃尔曼的《我们最需要的》：“你是宇宙的孩子，并不比树木与星辰轻忽；你有权利住于此处。”

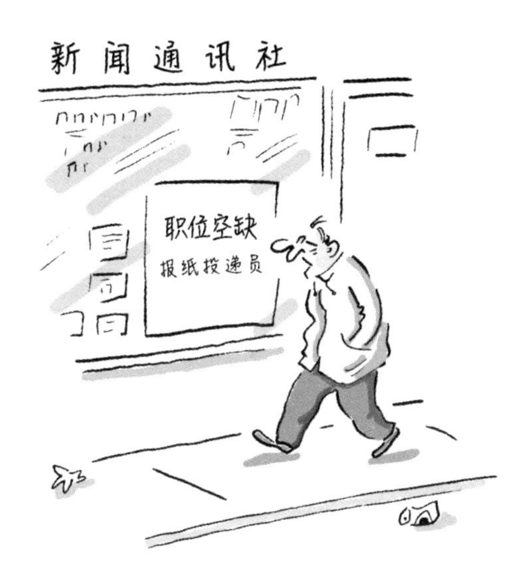

10. 乐观思维

今天我去学校接儿子时，历史老师告诉我，她问全班："要用什么来建造金字塔？"孩子们默不作声。后来，我儿子大声说："积极的态度。"

与乐天派的儿子不同，我发现培养自己的乐观思维方式，有时比较困难。暗黑思维犹如维克罗搭扣（尼龙搭扣品牌）粘在脑海里，而乐观思维则被特氟龙（聚四氟乙烯）涂层包裹着，如昙花一现。但明明也知道乐观思维益处多多。

多关注好消息百利无害。有人相信积极性能化腐朽为神奇，影响生活中的一切。从术后多久恢复到能活多久等不一而足：心态积极的人可以比一般人多活十年。有人则强调"吸引力法则"——你散发出来的能量，会被反射。好比你微笑时，世界与你一同微笑……

因此，当烦躁不安时，我会尽力转换为乐观思维——主要采用以下方法：

第一步，强化自我意识。暗黑思维只会令人胡思乱想，坠入深渊，丧失理智。

第二步，认识到这些胡思乱想多为错误假设，并非真实发生，应予质疑。如果它们在逡巡游弋，伺机而动，我会扫榻以迎，并通过呼吸接纳它。然后，在吐气时，我有意识地去发现是否能找到一种有利的方式，来看待同样的事件或情况。例如今早，我呼吸着一种强烈的、黑暗的恐惧感。但是当吐气时，我的乐观思维告诉我：我的恐惧经历与其他有同样感觉的人相通。我想象着呼吸更轻悠、更舒畅。暗黑思维时有冒头，但如果积极养成习惯，多关注好事而非坏事，乐观思维也会悄然现身。谁知道呢？我或许也能建个金字塔呢。

11. 语言的艺术

在追求和谐人际关系时，尽力注意沟通方式，这比任何事情更能决定是否快乐。回忆起几年前还在上班时的一件事，我就总会感到脸红心跳。那天，我患了感冒。开会时，同事们侃侃而谈，而我竭尽所能仍是脑中一团糨糊。一位心直口快的同事笑着说："你恐怕不是听力出了问题，你是听别人说话方面出了问题。"别人说话时，我总在想着自己要如何回应，而少有注意别人说了什么。

现在，我尽力做到非必须则不说，既不夸大其词，也不藏头去尾；在倾听时，既不表示赞同，也不表示反对。更多地注意遣词用句，以便准确表达观点。在与他人意见不一致时，我使用诸如"我可能错了，但是……"或者"你可能是对的，但是……"这样的短语，会瞬时减缓谈话节奏，更能使双方平和理性地交换意见。要表达情感时，说“我感到悲伤”比“我很悲伤”要好得多。“很悲伤”并不是我真实的感受，我也不会总在那种状态中——它是暂时的。

最后，我学会了对“从不”和“永远”这样的词保持警惕。与其说“我从来没做过任何运动”，不如说“我这周没有做任何运动”——这样能提醒我们明天是新的一天。把“总是”换成“有时”，也就允许了新行为的可能性。顺便说一句，这种做法在观察他人时同样有效。例如，告诉某些人他们有时只说未做，比说他们总是不做，传递了更温和的信息。

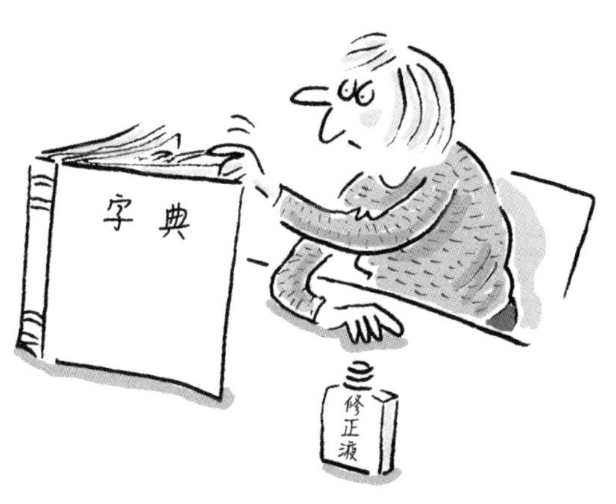

12. 养成习惯

又是炎热的一天，我花十五分钟骑车去了最喜欢的咖啡馆。和大多数人一样，我自觉自愿要去享用一杯正宗的咖啡。但是，在需要做一定量的运动时，我偶尔会百般纠结。因此，我认为“养成习惯”不啻为一门艺术。

选择一个嵌入时间表中的习惯，比如享受咖啡。然后，把一个新的习惯和它联系起来，比如骑自行车。你不需要神奇地把自己变成那种经常锻炼的人，而是通过把活动融入你原有的日常生活中，就可以成为你想成为的那个人。

养成习惯的方式要与人的天性相协调。事情越不方便，我们就越不可能去做。人们不习惯改变，不是因为天生就不喜欢以不同的方式做事，而是因为会遗忘，或者需要挣扎着去寻找时间。

通常，人们所做的一切都符合自身的最大利益。若不清楚，可以把对你有益和无益的习惯列在一张清单上。幸运的是，一旦养成了新的好习惯，它就会成为一种自然而然便能持之以恒的力量。这些习惯包括心理和身体健康，比如如何社交、如何消磨空闲时间。

所以现在，刷牙后我会喝杯水，这样早上就不会干渴。我会把运动鞋放在门前，提醒自己多做运动。健康饮食习惯虽还在养成中，但我已经把饼干移到高架上。放在那里，五英尺二英寸[1]高的人是够不到的。

1 约为157.5厘米。

13. 感恩生活

五月末，一个阴霾的早晨，朋友们忙里偷闲，相约一顿别具一格的早餐。大家去了当地一家餐馆。服务员笑脸相迎，我们在角落落座。粥里洒着蜂蜜，有蓝莓、葡萄干点缀其间，我心情无比舒畅：朋友欢聚，一切十分美好！

晚上，回想起一天中这个愉快的开始，我内心充满感恩。得过抑郁症后，我发现：与其专注精神疾患，不如凝聚心理健康。学会感恩是这一领悟的关键一环。

记下“三件好事”的方法行之有效。其工作原理如下：晚上，放松下来了，想想当天发生的三件“正能量”的事情，记在笔记本或日记里[1]。回想它们为什么会

---

1 作者亲笔“日记三件正能量好事”，见第78—79页。

发生，以及你是如何经历的。越详细、越具体，越好。

感恩早餐并不难，任何人都乐于去做。但是，详细记述的方式会令早晨和餐食更加难忘，会让我不把这些当作理所当然。我在感恩笔记里写下的第二条是，今天下午淋了一场大雨。即使想寄出的信湿透了，我还是真真切切地感受到：纵使大雨瓢泼，而我依然活着。第三件事是，回家的路上，我以为信用卡丢了，但是居然失而复得。

另一个要尝试的练习，在孩子们小时候，我经常和他们一起做。数着手指提醒自己，那天发生的十件容易忽视但值得感恩的事情。孩提时期培养起这种习惯，往往很容易被接受。

Date Oct. 18 2019

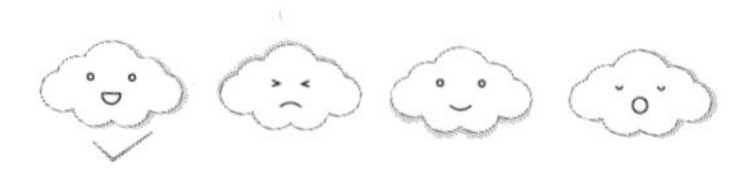

1

1. I appreciated sitting on a grey-green wooden bench in our local park, next to my husband Sebastian, snug in a black anorak. After a blustery day, alternating between snatches of rain and sun, the sun had won; the sky was so blue it looked as if it was in a children's picture book, and we were warming our faces, eyes closed, arm in arm, on that bench. We sat in silence, and I thought of all our years together, all we had seen and done, and how much I appreciated that we could sit on a bench, arm in arm, and that it was enough.

2

2. My cup of coffee from a small Italian café on my way to the Tube. The espresso bit was dark, intense and just the right degree of tartness to contrast with the creamy frothiness of the milk. And just the right amount of chocolate scattered on top. Not so much I felt guilty, but just enough to feel the crunchy sweetness of the chocolate granules and that my day would go well. As it did.

3

3. The young man who helped me carry my bike up the stairs of a bridge over the Thames I was struggling; he approached. I thought perhaps he was going to steal my bag and phone in the basket, and momentarily panicked. Then he smiled, and said could he help. The kindness of strangers always needs remembering.

Rachel Kelly

2019 年 10 月 18 日

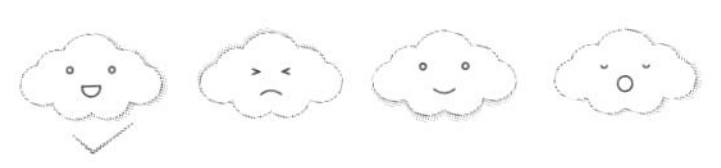

1

暴风雨后，在公园的灰绿色长椅上，我与丈夫塞巴斯蒂安并肩而坐。我穿着一件黑色风衣，舒适而温暖。风雨和太阳在天上拉锯，最终，太阳赢得了这场战役。太阳出来了，伦敦的天又变得湛蓝，蓝得像儿童图画书上画的一样美好。我俩就这样坐在长椅上，闭着眼，挽着手，享受阳光温暖着我们的脸。我们都没有说话……我的脑海里浮现出我们相依相偎的时光：那些我们一起看见的，一起去做的……而这一刻，我多么感恩我们还在一起，一起坐在长椅上，手挽着手。我想，这样便已足够。

2

去地铁站的路上，我在一家别致的意大利咖啡店里买了一杯浓缩咖啡。浅啜一小口，享受它的漆黑浓郁、刺激的苦味与温和的奶泡恰到好处的口感。奶泡上散布的巧克力碎为它增添更丰富的口感。我一点也没有因为吃甜食而感到内疚，反而随着巧克力的甜味在口中蔓延，我觉得这一天变得更有意思了。而它本身也是充满意义的。

3

一位年轻男士帮我把自行车搬上了泰晤士河上的一座桥。当他一开始接近我时，我以为他要来偷我放在单车篮筐里的包和手机，一瞬间变得有些惊慌，而他却笑着说："需要我帮您吗？"来自陌生人的温暖和帮助，值得被我们记住。

瑞秋·凯莉

夏天

6月

—

7月

—

8月

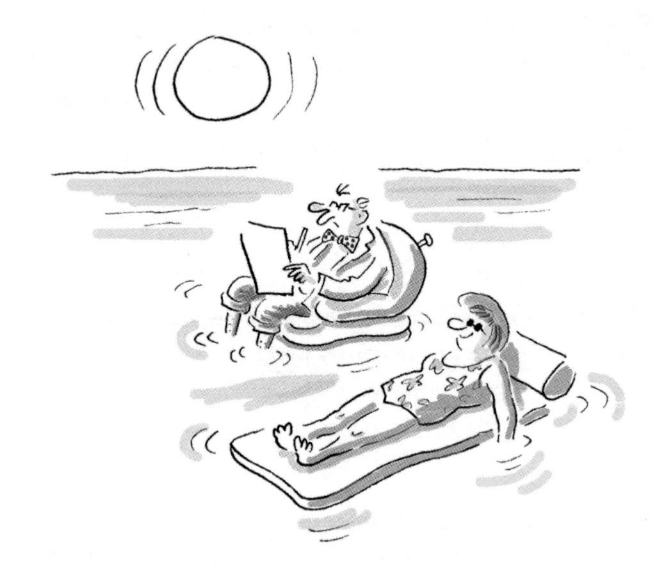

14. 我就要动身

无论何时，我都希望能从满是尘埃和污垢的城市中逃离，但是我办不到。我转而诵读《茵尼斯弗利岛》，叶芝的诗为我营造了理想中遮风避雨的港湾。

我就要动身走了，到茵尼斯弗利岛

搭起小茅屋，枝条泥土糊墙

种上九行芸豆，养一排蜜蜂巢

独住林间草地，听蜂群歌唱

身心舒畅，安宁慢慢滴下

从清晨的面纱滴落到蟋蟀歇唱的地方

午夜闪着微光，正午染着紫光

黄昏织满红雀的翅膀

我就要动身走了，因为从早到晚从夜到朝

我听见湖水轻轻拍岸

无论站在马路上还是灰色的人行道

我心最深处它总在声声呼唤

阳光下，莺啼鸟鸣，枝繁叶茂，五彩缤纷，诗行在流淌。在“蜜蜂嗡嗡的林间”，从曚昽的日出到午夜的“微光”，万里无云，群星闪烁，诗人终日徜徉，无忧无虑，如痴如醉。当站在灰色的人行道上时，他勾勒的那片歌声婉转、万物生机、意象神秘、充满活力的绿洲，又回到了他的脑海。那是喧嚣繁华的城市中，他想象的宁静小岛；它是我的，也可以是你的。

15. 作壁上观者

苍蝇嗡嗡，汲汲营营，撞到书房的窗户。以前我很厌烦这些嘈杂的丽蝇，但现在我很感激它们，因为它们提醒我以不同方式看待世界。

交谈中若无意对朋友说了不友好的话，恼人的片段会在脑海中萦绕，令我惴惴不安。为获得不同的视角，我现在试着把自己想象成一只作壁上观的苍蝇，用平静的心态从远处观察这些谈话。

这种不同的视角让我可以更深思熟虑、更理性地评价这次交流。它拉开了事件本身和我反应之间的距离，降低了我对自己和他人的评判。也许朋友并没有我最初想象的那样在意我的话。

仅凭眼睛复原事件，有被强烈感情劫持的危险。人们倾向于以自我为中心或享受聚光灯效应。事实是，我们周围的人们更有可能专注于自己的想法和行动，而不是我们的。其后，我鼓足勇气向朋友道歉时，发现她其实并没注意我之前说的话有何不妥。

能意识到言行是否对他人造成伤害很重要，有时我们或许应该回想一下自己是否无意中对他人造成了冒犯。但当我发现自己认知到的过失在别人的脑海中其实无关紧要，我感到释然。二十多、三十岁时，会非常在意别人对我的看法。后来，我意识到大多数人根本没在意我。现在，我更关注自己行为的真实性、有无瑕疵和其他方面——不再管别人怎么想、怎么说。

16. 热爱过程

琼发现，孩子们考试在即，我会逼年纪大些的孩子吃有营养的菠菜汤。世人惯常根据孩子们取得的A或A+得分来判定他们优秀。普遍观念认为，分数完美，日后必成大器。

然而，人们都明白：人生的意义在于过程，过分在意结果有时很危险。经历学校的严酷竞争后，得花时间去理解生活不是一成不变的框中打勾练习。当把生活界定为一程又一程的里程碑时，发现自己不能如期到达先前自我设定的成功之处，仍会感到挫败。

我赞成十三世纪的波斯神秘学者贾拉勒丁·鲁米所提出的观点：有两种智力，一种是基于学习事实和数字习得，另一种是我们与生俱来的——“胸中的鲜活感”。人们常常认为第一种更重要，但其实两者同样重要。

就我个人而言，当我有这种“胸中的鲜活感”时，会无比快乐，做着手头的事，享受着尽心尽力带来的满足感。即便所有事情搞砸，也用不着把自己痛打一顿。在成绩和“成就”的世界里，承受来自自己和社会的期望，我会很快变得焦虑。所以，即便无法逃避考试，你也无须撕毁孩子的成绩报告单，你倒是可以把自己脑子里的那份报告单撕掉。

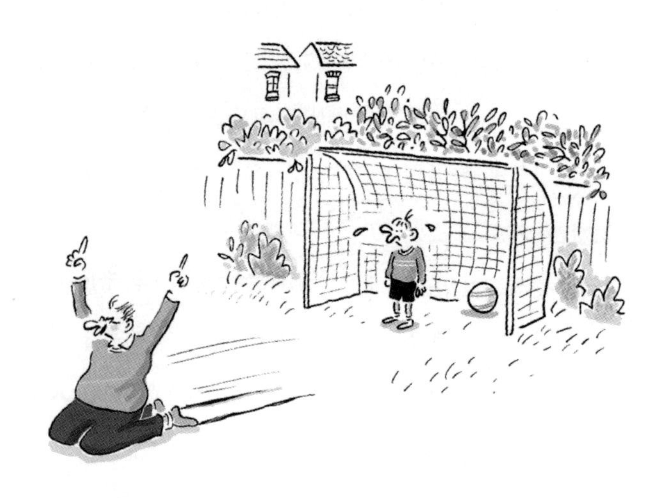

17. 找到你喜欢的运动

昔时，人们大都远离海洋栖息，没有运动这种东西。人类的生存方式为他们提供了日常运动。现在，我和其他人一样，保持健康需要激励，只有意识到时日无多时，才会想到运动。

我喜欢户外运动、被大自然包围。伸展四肢，仰望浩瀚的天空，不知不觉中，焦灼就被驱散。思绪会从后脑勺滑落，蒸发到空气中。正如你看到云彩飘过。

我发现，拾回小时候喜欢的活动——跳舞，像是找回成长过程中掉落路边的那部分自己，让我能量充盈。舞步轻扬需要精力集中，排除杂念。这种运动令我踏踏实实，聚焦双脚与地面。随着节拍舞动，我感到自由自在，无拘无束。脸色变得红润，汗流浃背，心情大为改观。

舞蹈令人兴味盎然，身心舒畅。若能去上课，舞伴们热情洋溢，互相激励，互相鼓舞。成为其中一员对治疗不无裨益。当然不是非得上课：放点音乐，和朋友们围着厨房的桌子舞蹈也无不可。

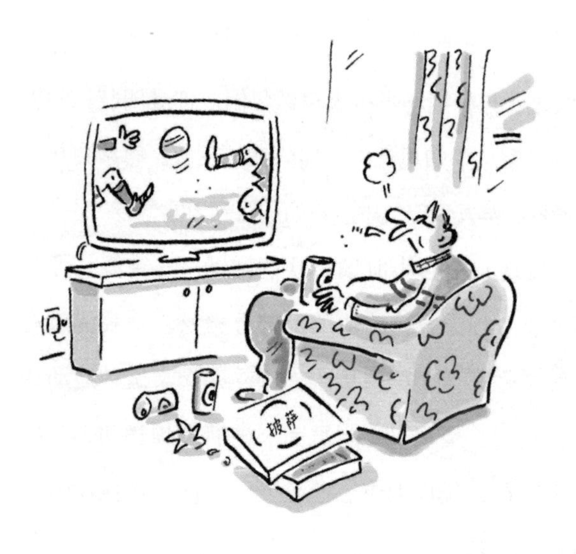

18. 伸出你的手

我一直想在后花园装个吊床，部分原因是，天气炎热的某天，看到一只菜粉蝶点缀在一大丛旱金莲上，使我的心情分外愉悦。但主要原因是我一直在读的那本关于委内瑞拉叶库那部落的书。作者描述了田园诗般的世界，大人小孩挤在一张吊床里，他们挽臂搭肩，相依相偎，自由自在。婴儿们安恬地躺在母亲的怀抱中，直到他们可以蹒跚学步。

婴儿时期，触觉是我们在子宫中形成的第一感觉。婴儿天生喜欢寻求温暖：为了生存，我们需要与父母亲密接触。然而，伴随成长，我们进入了一个身体接触每天被最小化的世界。

对多数人来说，这意味着丧失了温柔的触摸所能带给你的宁静。现在，教师和护士被告诫不要触碰他们照顾的人，但他们大都为此惋惜。通常，要安抚一个有问题的学生或病人，所需的往往是热情的拥抱。即使一个简短的拥抱，也会“嗖”的一声释放出令人舒服的垂体后叶素，减轻压力，刺激大脑的奖赏回路。

下次与人拥抱时，给他或她一个长一点的温柔拥抱，感谢他或她给予你的温暖。我们无法搬到雨林中去，但也许这样的动作可以令我们走过半程。

19. 抚慰受伤心灵的香膏[1]

暑期到了，理论上讲，我应该睡得更香，因为不用再烦恼每日匆忙接送孩子们上下学。不幸的是，失眠紧赶着季节的脚步而来。日子越长、白天越亮，睡眠越糟。我梦寐以求的是莎士比亚称之为“受伤心灵的香膏”，能令我无忧无虑，沉沉入睡。

我采取行动战胜失眠的第一步是要首先意识到：睡不够并不可怕，事实上，担心睡眠不足对健康的影响才是令人担忧的。一旦有此想法，你发现其实身体会自动调节，这让我安心。真正很累的时候，会不知不觉进入梦乡，得到必要的睡眠。不必刻意做任何事情，相信累了就能睡着。这听起来有点自相矛盾：为了能够入睡，

---

1 莎士比亚名剧《麦克白》第二幕第二场中的名句。

必须放弃想要入睡的迫切愿望。

我决定采取更切实可行的措施，达到现下医生们常说的良好的“睡眠健康”。你们中很多人可能已经知道这些技巧了：

○ 吃点心时，选择燕麦蛋糕，有助于平衡晚间血液中的糖分，帮助身体产生睡眠褪黑素。

○ 酌量减少令人兴奋的家务活动。

○ 规律的作息时间。

○ 一间漆黑的房间。

有时，想尽千方百计仍然不会犯困，这时就去读或者背一首诗。我床边堆了许多诗集，以备不时之需。刚刚读了詹姆斯·霍格的《男孩之歌》，那带有催眠术的诗句：“池塘明亮而深邃/灰色鳟鱼躺着沉睡。”

希望有了充足的准备和对自己友好的态度，你可以在美好的夜晚安心休息。

20. 鲜花的魅力

一年中有这样的时光，我坐在小小的后花园里，喝着热腾腾的花茶，红红黄黄的大丽花、金盏花漂在杯子里，聆听蜜蜂嗡嗡作响的声音和软管嗞嗞冒水的喷溅声，看泥浆飞溅。心中阳光明媚，不禁哼唱起《在阳光下漫步》（*Walking On Sunshine*）的曲调，这种感觉美妙极了！

显然，像我这样的园丁，徜徉在绿色中有助于消除阴郁。今天，隐退到花园之前，家里所有的活动、事务弄得我手忙脚乱：工作时电脑不听使唤；带仍在假期中的孩子们玩乐时，孩子们不听指挥。但是，摘去玫瑰枯萎的花瓣、拣去干瘪的香豌豆让我有了一种重获控制权的感觉。

侍弄花园让我明白："一切都会过去的。"没有任何地方像在花园，这个道理显而易见。花园就是“一个流年偷换的鲜活纪念碑”。信不信由你，土壤中有一种细菌能提高血清素的水平，而这种神经递质可以调节人的情绪。

人类早就知道园艺的价值：古埃及的宫廷医生为精神不健全的人开出到花园散散步的处方；古罗马讽刺作家朱维纳尔劝导人们“像锄头爱好者和菜地主人一样生活”；最近，园艺被用于治疗退伍军人的创伤后应激障碍。

没有足够时间待在花园里的那些天，如下练习简单有效。散步时，摘一朵香气扑鼻的花——什么花都行。把花放在鼻子下面，闭上眼睛，做三到四次呼吸，然后深深地吸气。此时我感觉，自己的脚步徜徉在春天里，而头正高高扬起。

21. 如果你能保持冷静

最近，我们去西班牙度假。到达的第二天，我最喜欢的包被偷了。这印证了我的观点：假期往往会带来更大的压力——至少部分压力反而来自释放。女儿在浴室瞥见一个黑发女人，她欢快地向这个女人打着招呼："你好！"这个影子很快消失，带走了我的包，包里装着生活必备品，有护照、现金、电话和钥匙。

我们互相责怪，紧张、烦乱、不安，心中对小偷或小偷团伙可能回来隐隐怀着臆想的恐惧。我自己在危机中保持冷静的方式是重温鲁德亚德·吉卜林的《如果》。它的开篇大家都很熟悉，但就像所有好的诗歌一样，它那天以一种新的方式启发了我。

如果你能保持冷静，当你身边的人们

惊慌失措，纷纷指责你

如果你能相信自己，当所有人怀疑你

而你仍宽宥于人……

这些诗句提醒我，保持沉稳，不要如同惊弓之鸟。只是丢了一个包而已！多亏了吉卜林，我才不是小题大做的人（不是很久了）。

和成千上万的人一样，当我需要安慰和指引时，经常求助于《如果》。在这里，我引用了最后一段，因为再没有比吉卜林的话说得更好的了。

如果你能与凡人交谈，且彬彬有礼

或与国王同行——而不奴颜婢膝

如果仇敌和密友都无法伤害你

如果你在乎每个人，但不会缺了谁就不行

如果你将怒火难抑的那一分钟变为长如六十秒的跑步

大地以及大地上的万物都将属于你

更重要的是，你将是真正的男人，我的孩子

22. 滋养身体

包在西班牙被偷、暑热难耐、远离故土，种种情形令我花了点时间才完全释怀。然而，谚语说：唯有双手空空，方能有所收获。事实证明，的确如此。

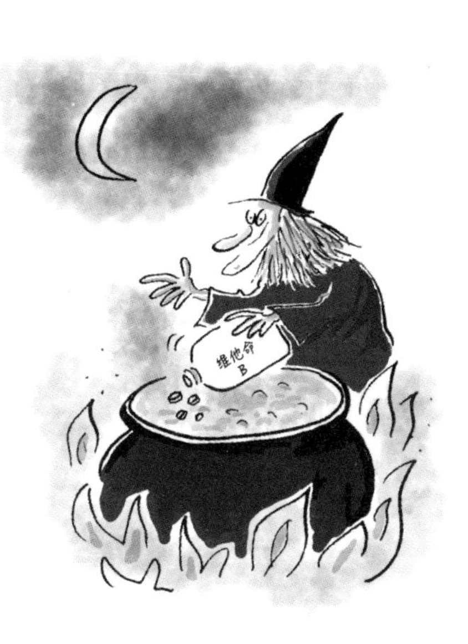

我们度假屋的隔壁住着一位女士，她是个营养学家，超乎寻常的聪明善良。她送了一罐药片给我，说是可以帮我重拾度假的感觉，同时还给了我一篮子她自己在阳台花盆里种的西红柿。西红柿散发着甜美的芳香。

原来这些药片是维生素B补充剂。她说，心情低落往往与维生素B缺乏有关。此前，我也服过，但这几个月忘记了服用。多亏她，我开始每天两次服用维生素B_3、B_6和B_{12}，效果立竿见影，颇具戏剧性。我享受到了余下的假期。

回到家，现在我虔诚地服用维生素B，没吃就会觉得有点不对劲。令我最为看重也甚感欣慰的是，一个陌生人所表现出的那种善行令人精神振奋。

23. 流动的水声

八月天气炎热、尘土飞扬。今天，我应邀游览本地公园里的日本花圃。花圃依山傍水，独立成团。光滑、圆形的岩石和嫩绿的苔藓土堆间，随处可见精心修剪的枫树和灌木，花圃中央有一条瀑布，瀑布的水流入一汪大大的鲤鱼池里。

坐在瀑布前一块暖烘烘的大石板上，闭上眼睛，听三四分钟水声，周围游客的笑声、吵闹声开始从我的意识中消失。飞溅的水珠滴答滴答地撞击如镜的池面，水滴像是项链上的珍珠，一次一颗，有序地落下。当我站起来时，感到精神焕发，凡尘俗事已抛诸脑后，似乎它们已经随水而逝。

我怀疑是流动的水带来的宁静。或许因为永恒的运动：它总是一往无前，充满活力。或许因为它舒缓的声音，可以隔绝城市的喧嚣，带来安宁。或许因为认识到柔弱如水竟能消磨岩石的坚硬。或者因为人体里那70%的水，不知不觉地提醒我们身体里的水和身外的水如此息息相关。脱离了自然，我们也就脱离了自身。

24. 错过的喜悦

我头疼得厉害，不能参加朋友的惊喜生日派对。但我讨厌错过，今天也不例外。于我而言，常有FOMO[1]——“错过的恐惧”非常不好。我意识到自己应放开眼界，成为一个常有JOMO[2]（错过的喜悦）这样类型的人，至少有时可以这样。

秘诀是自己要明白：即使真的参加了每次邀请，从不错过任何事情，最终完成了那个令人烦恼的必做事清单，我仍然会错过——错过无所事事的宁静和自在。这就叫“机会成本”。无论你选择哪条路，另一条路就已经被放弃。所以不用担心错过聚会，可以惬意地躺在床上，有温水瓶和侦探小说相伴。这也是我消磨时间重要

1 “Fear of Missing Out”的缩写。
2 “Joy of Missing Out”的缩写。

而有效的方法。

避免成为FOMO型的人，若说深层次动因，那就是要意识到生理上的问题。一旦废寝忘食，保持像鸡尾酒会上的高度忙碌和高压力，迟早会崩溃。我过去就是这样把自己弄垮的，所以明白这点。我发现，把过度忙碌想象成在危险巷战中飞奔是极有帮助的。一开始很兴奋，但若持续太久，最终狙击手会打倒你。

我逐渐意识到，日程安排太满可能与没安全感有关。我们重视活得充实的想法。但是，我留意到真正自信的人往往不会通过参加多少次活动来衡量生活是否充实。相反，他们似乎更享受内心的宁静满足。

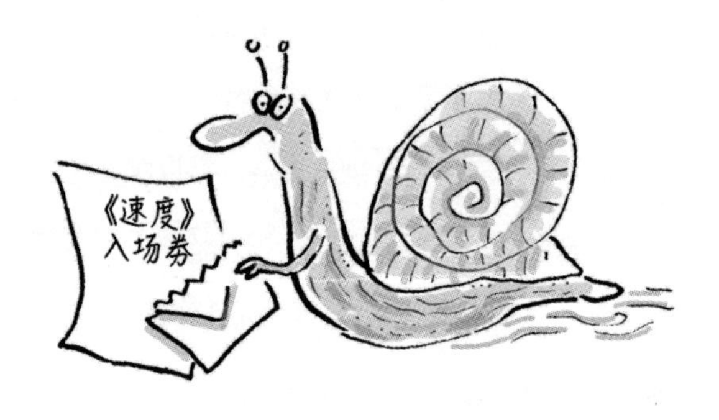

25. 修修补补

不管是缝制衬衫上的纽扣，还是设法用小回形针铆上眼镜腿。当修补时，我时常感到十分平静。一个有花纹的瓶子从厨房桌子上摔下来了，我今天得把它拼上。强力胶让花瓶重新完整，虽然蜘蛛状的裂痕和硬化的胶水团仍清晰可见，但感谢这半个小时的快乐。

这个过程让我想起日本。当一件珍贵的陶器被打碎时，有一种被工匠们称为“金缮”的技艺，把胶水和金粉混在一起，故意彰显裂纹。由此，这件作品变得独具一格、精美绝伦。

我感觉自己也经历了这个过程。我像是一只被打破了的日本锅，有裂痕和碎片，但时间和耐心帮助我复旧如初。间或有人问我，是否宁愿永远不受抑郁症折磨。当然，没人愿意生病，但我也体悟到：疾病让我成了自己，尤其是成了懂得感恩健康的人。就像日本陶器上的裂纹，它是我的一部分历史，不需要尽力掩饰。

就如同享受修补的过程一样，这个想法同样令我安宁。我的眼镜依然完整无缺。

26. 温馨的家

我爱买花。我无法抗拒看到花朵被齐整摆放在淡蓝色锡桶里的样子。本周我买了一小束紫色牡丹，它们袅娜娉婷，像是瓷器做的。

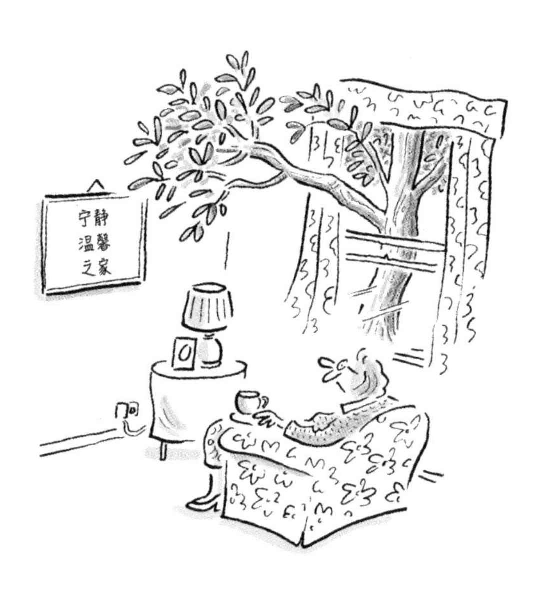

人们平均每天在家待八小时。但是，心理学家发现，许多人并没意识到家是悠闲所在。我就是那种在户外会更快乐的人——所以特别的场合我会用花点缀，平时就多放些植物，把户外快乐的感觉带回家。

另一个获得安宁的方法，是用五颜六色的图片装点家。研究表明，午休期间去过画廊的白领、金领们，压力普遍较低。

在我家，冰箱上贴满成堆的明信片和撕坏的幽默记事条，它们令人精神振奋。同样，我发现家人和朋友的照片有助于摆脱对焦虑的困扰，唤起珍贵的回忆。褪色的亲人老照片尤其有用，它们给我世代传承之感，以独特的视角，一窥大时代的变幻。

秋天

9月
—
10月
—
11月

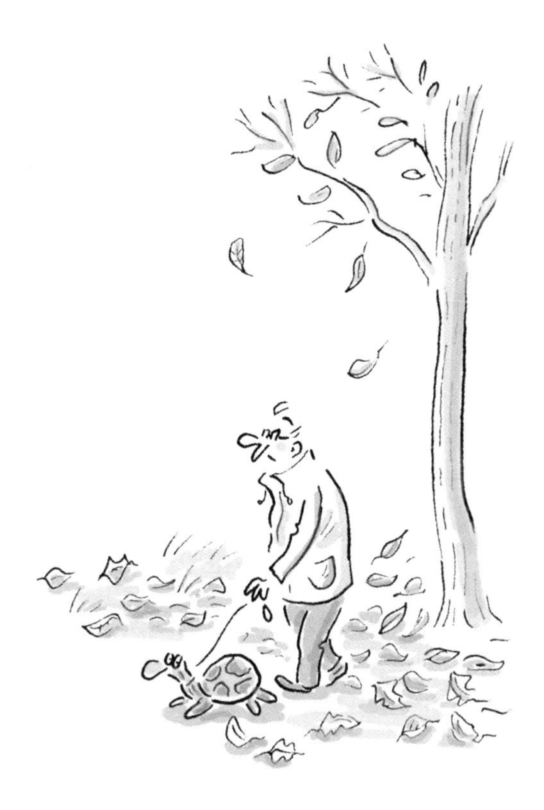

27. 请以我为琴

以下摘自雪莱的《西风颂》。我喜欢这些诗行，夏日的远离令人忧伤，而秋天的“非凡和谐”却令人欣慰，带给人希望。

请以我为琴，犹如森林

尽管我的叶落也如树林一般

你那无比和谐的激越之情

将我与森林一同奏响深邃秋意

悲伤而甜蜜，愿你狂暴的精灵

与我的精神，奋勇之魂，合二为一

请把我枯萎的思绪吹落人间

正如你驱遣落叶催发新的生命

请借这诗的符咒

如同从未熄的炉火荡出余灰和火星

把我的话语传遍天地

从我的嘴唇，向沉睡的大地

让预言的号角奏鸣！哦，西风啊

冬天到了，春天还会远吗？

诗人内心的感受矛盾且复杂：随着时令更替，日丽风和、深秋葱茏的日子渐行渐远，故而“秋色”悲怆且甘冽。即便眼前一片萧索，诗中对新生命仍充满期盼，“落叶”将肥沃土壤，带来“新的生命”。“沉睡未醒的人境”静待新生命跃然出世。

秋天不可或缺，让人内心安然。秋天也是新学年的开始，它带来新的决心、新的铅笔盒、新的意象。雪莱问：“冬天来了，春天还会远吗？”这是我最喜欢的一句。人们可以放松心情，相信季节更替的必然，相信时间的流逝和大自然的智慧。努力适应季节的变换，有助于在生活中找到自然的节奏。

28. 一只鸟接着一只鸟

婚姻高峰期夫妻双方都承担了许多压力。不像丈夫的镇定自若，我常常感觉不堪重负，老想摁下暂停键歇一歇，全盘规划如何完成眼前的事务。

想起美国作家安妮·拉莫特，她写的一本书叫《一只鸟接着一只鸟》（*Bird by Bird: Instructions on Writing and Life*），主要教人们如何生活得更好。这是我最喜欢的一本书。书中回忆起她的一件事：她十岁的弟弟曾被要求写一份鸟类报告，完成期限为三个月。第二天就是截止日期了，孩子趴在厨房的桌子上，四周纸笔散乱，未打开的鸟类学书籍摆在眼前。深受艰巨任务的困扰，孩子急得快哭了。拉莫特的父亲挨着儿子坐下，搂着他说："伙计，一只鸟接着一只鸟来，一件事接着一件事去做就行了。"

这个建议其实是教人放慢脚步，把生活化整为零，甚至把时间分割为一分钟、一分钟的——我就不再觉得难挨，一次一分钟而已！在我一生中，接下来我将永远无须处理一次超过六十秒的事。你也能行。

现在我感觉好多了，因为我意识到每天只可能一件事一件事去做，“一只鸟接着一只鸟”地让我走进生活。

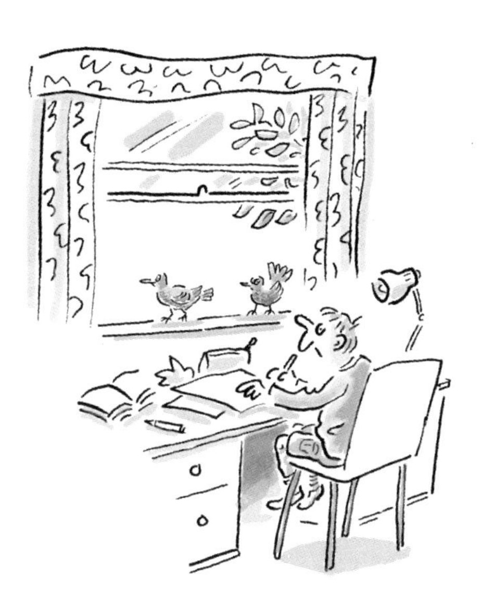

29. 无惧犯错

两项工作，必须选择一个，鱼与熊掌不可兼得。我曾经非常厌恶这种选择；没有什么比选错了路、错过黄金机会，更让我惶惶不可终日的了。现下我正在学习调整思路，减少决策压力。

首先，得考虑身体在说什么。有时候思维是一回事，而身体往往背道而驰，这或许意味着想法是错的。此种情形，我往往听任直觉。然而，有时胃部的惊恐或许意味着，尽管令人惊惧，却对成长与改变至关重要。

一旦决定行动路线，我就提醒自己去想一张明信片里的话："我犯了太多错误，也学到了很多东西，我正在考虑犯更多错误。"这是我最喜欢的一张明信片。

重要的不是错误本身，而是如何看待或面对错误。绊脚石和垫脚石的区别在于人们如何使用它。积极思考者和消极思考者的区别是如何看待“失败”——人们毫无建设性地用这个词描述此事。有人把失败看作重来一次的机会——“失败更好”，下次再来，而另一些人则把它当作放弃的借口。这使我抛弃了这种想法：没有完全好或坏的决定。打开生活画卷，每天都有事儿发生。弄巧也能成拙，塞翁失马，焉知非福？

发明家托马斯·爱迪生是无惧犯错的典范。在发明新电池时，他做了九千多次实验，都以失败告终。当被问到会否因为没有达到结果而失望时，他说：“哎呀，结果！伙计，我得到了很多结果！我知道好几千个不管用的办法。”我学会了不指望一蹴而就，像爱迪生一样拥抱错误，决策再也无法咬噬我的心。

30. 观看恐怖电视剧

好消息：自从发现看暴力犯罪电视剧能带来平静，我再也不用觉得看这样的剧集有罪恶感了。我曾躲在卧室的壁柜里看完了一整部这样的系列剧，此前我会时常为这个习惯感到惴惴不安。

喜欢这些血脉偾张的节目令我充满感恩。我庆幸自己不必经营一个冰毒帝国，在北欧阴郁的天空下被人疯狂追捕。每次看完，见到家人，我就会热情拥抱，倍加珍惜自己平静安宁、奉公守法的生活。我还发现，看恐怖片会令人对周遭环境加倍警觉，从而更清楚地意识到自己活在当下，甚至能激活大脑中多巴胺和血清素的产生，提升人们的幸福感。

一些科学家把戏剧性节目产生的恐惧比作坐过山车：它们不会总让人感到舒服，但过后你会兴奋快乐地说：“我做到了。”强化对未知和意外的忍耐，更能映衬出人们的心满意足，这些控制恐惧的经历提升了人们的掌控力。

第二次抑郁被克服，生活翻开了新篇章，这次我正坐在沙发上。

31. 游历之路

过去几周，我游历了国内许多地方。旅行不是件容易的事，我打小一旅行就会焦虑，朋友们都知道：怕误了火车，我会提前两个小时到达，坐船也好不到哪儿去。

选择日常中最有压力的那段时间来释放自己，似乎有悖常理。听来荒诞不经——我把路途中的时间当作练习放松的好时机。有时，恰恰是日常中的这些部分让我们找到了真正的自己。

所以昨天，火车驶离站台时，我闭上双眼，全神贯注于它有节奏的运动。我感触到座椅的质地柔软光滑，留意到有轻微的气流从窗户进来。平心静气的状态意味着能半工半闲，完成带着的各种工作报告。

到达时，汽笛声从远处发出惊鸣，把我拉了回来，我的思想、我的触感回到了当下。走向目的地时，我并未冲过马路，而是享受着红绿灯下那一刻等待的快乐。相比急躁，每一次拖延都有更多的机会感受当下。那些曾鲸吞蚕食我的心神不宁因为这些习惯的养成而消减，使我的旅程充满快乐。

尽管我勇往直前，小试牛刀，但家里人似乎还是尽量避免和我一起旅行……

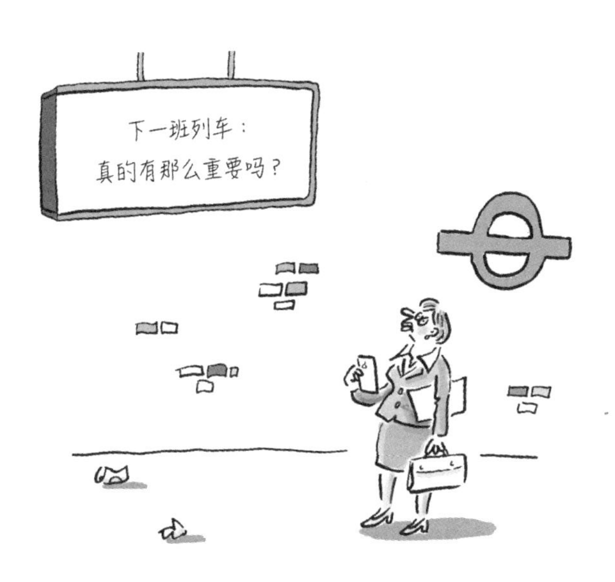

32. 最好的陪伴

萨米和我刚从附近散步回来。它年轻健康、魅力四射。它双眼凝视我时，无论我脾气多坏，它都默然以爱相待。见到我，它总是兴高采烈。我从未见过任何人像它这样活在当下。

我渴望探知萨米的秘密。唯一的问题是，它是我们毛茸茸的金毛猎犬。

事实证明，狗是人最好的解压者。安抚萨米，让它趴在膝下，我的血压下降，心率减缓。萨米令我精神振奋地动了起来，而要找到快乐，动是不可或缺的。见到它所有朋友和朋友的主人，我都会感到心情舒畅，尤其在孤独时。理发时，萨米也可以帮到我。当我记不住自己该染的发色时，我会给他们看一张萨米的照片，看它完美的“金发帅哥”的剪影。

当然，你也许没有宠物，但你大可偶尔借一只玩玩。虽然我很想萨米只爱我一个，但如果它想放风，它也会用装乖卖巧的眼神盯着你。

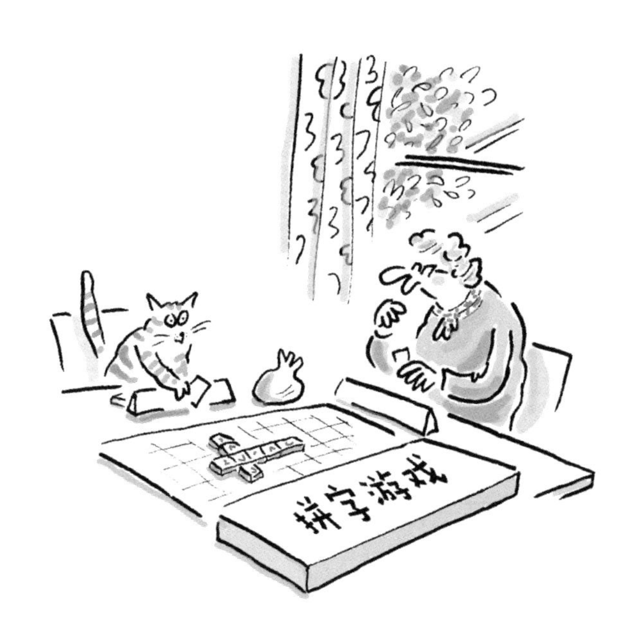

33. 持中守正

目前，一系列方法卓有成效。然而，我正试图不用成效来判定自我价值。相反，我发现四平八稳，不夷不惠，更加稳健。

安常处顺时，日子过得轻松愉快。人们争相庆贺，想知道你是如何一举而成的。在众人的殷切关注、交口称颂之下，你有种八面逢春的感觉。我不想令人感到意兴阑珊：当然，这是值得庆祝的时刻。

但是，情绪忽高忽低时，你会坐立不安。好运来之前，我真那么傻头傻脑吗？下一个办法失败，敬佩会变成冷漠吗？问题在于，相信成功后“我是如此特别”。同理，好运没了，你会觉得“我太没用了”。

事实上，两者都不是真的。当世界冲你微笑，并不是你很特别；当事情无法解决，并不是你的价值在消减。你应秉持的是用平稳的心态珍视自己、珍视自己付出的努力。既不因外在的成功而膨胀，也不被世俗的失败所刺穿。允执厥中，泰然处之。或者，就像鲁德亚德·吉卜林所说的那样：“遇到骄傲和挫折，把两者都当作骗子看吧。”

34. 身体语言

一想到在公共场合讲话，我就会觉得心要从胸腔跳出来。但是过几个星期，我得做一个简短的演讲。因此我最近接受了心理疏导，我再次惊叹于身心之间的紧密联系。

我明白了不同的站姿、坐姿会影响你的荷尔蒙和神经。因此，站着说话时，“你应该抬头、双肩打开，尽可能占据空间。”指导老师解释说，这种站姿叫作“权力站位”，它不仅让你看起来更冷静、自信，而且还能提升体内荷尔蒙水平，从而增强信心。它同时降低肾上腺素水平，这种肾上腺素是与压力相关的荷尔蒙。

她说，通常工作中尽可能整日保持站立或行走，例如打电话，你会觉得更平静。我个人喜欢“散步会议”，高管们把会议室换成公园也无不可。

坐姿不同效果各异。试着肩膀向后靠，笔直坐着读书，不要俯身向前，你应该会有更多控制感。最后，仅仅是简简单单的一个微笑的动作就能带来快乐，试试看。

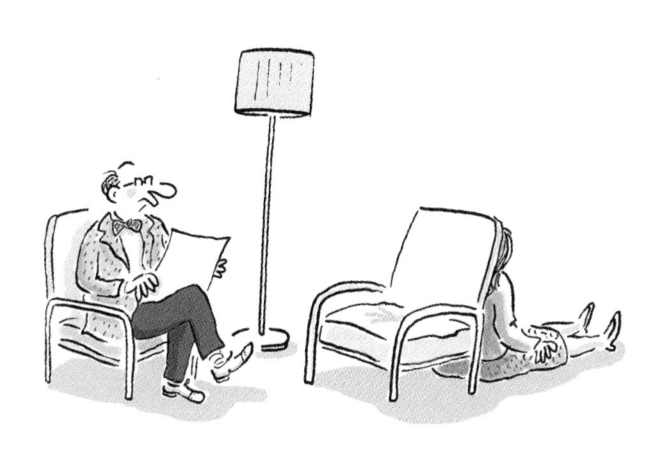

35. 沉溺于情绪

电子邮件传来令人沮丧的消息。我被一个专业社团拒绝了。大失所望之下，令我想起过往被拒绝的经历，心中一阵刺痛，感觉自己不够好。

此时此境，我想到可以用蒂娜·吉尔伯特森在同名著作中介绍的一种技巧，叫作“建设性沉溺”。她认为：纵使人们不愿悲伤、痛苦，但沉溺其中不无裨益。就像俗话说的，鸵鸟遇险时会把头埋到沙子里，可以分散注意力，远离伤害。

事实上，完全沉溺其中，这些情绪反倒消失得更快。所以，我没有阻止自己哭泣，而是允许自己自由地表达感受。哭是一种宣泄的方式，它能把思想、感情和身体统一起来，自动把我们带回现实。

遵循五步，就可以有效沉溺。这些步骤指明了一条越过情绪漩涡的有效路径，包括伤感、内疚、悲伤、悔恨、愤怒和遗憾。

1. 弄清当前状况，找出是什么让你有这样的感觉。

2. 意识到这是什么类型的情绪：屈辱、沮丧、失望，还是悲伤？

3. 正视“你的情绪是错误或病态的”那些自我否定，一个有用的技巧是，注意话语中用“应该”。

4. 尽力认识你自己。

5. 放任情绪。允许它接管你一段时间，让它通过。

现在，我猛然醒悟自己曾陷入渴望接受、寻求认同的魔障之中。其实，越是接纳自己，就越不在乎别人的赞扬，内心才会安宁。

36. 放松练习

第一次做放松练习时，我用的是录音带。你能想见那该是多久前的事了。现在，市面上有各式各样的应用程序和下载平台。喜欢哪个声音就选哪个：很快，它会深入内心，磁带、CD或应用程序就再也用不着了。

许多其他的吐纳练习并不是为了改变呼吸方式，这个特别的练习也是一样。它有意识地减缓呼吸，只是为了放松身体。最理想的时间是正午，躺在床上，让念力通过“呼吸进入身体”，在身体的每一部分依次游走。每次呼吸有意识地加深、放缓——可以把手放在胸口，体会呼吸的深浅。

接着，去感知自己的感觉——尤其是触觉——你会意识到身体的某些部位正在与地板或沙发接触。肌肉故意绷紧，然后放松。身体松弛，心情自然不会紧张。

我时常无法在精神上放松，所以这个创意很牛，它以放松身体的方式来解决精神问题。这就是顺其自然，学会接纳和欣赏惯常自我否定的那个不完美的身体。焦虑挥之不去时，就依次向每只脚呼气，因为这是身体离思想最远的地方。去感知大脚趾、小脚趾、所有脚趾间的缝隙，然后脚趾尖、脚指甲。此后，意念回到脚面、脚背、脚跟，最后是脚底。如果你特别紧张，总有另一只脚可用吧……

37. 你所抗拒的依然存在

我发现，要承认自己是个易怒的人很难。我的第一反应是否定这样的情绪。然而，今天我愤怒了，因为一位同事工作中被误赞。愤怒如狂风暴雨，横扫好心情，所以我得试着冷静下来。

第一步是意识到愤怒并没错，这是好的迹象，表明有事得解决。否定愤怒只会使情绪变得更糟。你抗拒的东西依然存在。因此，这些日子我尽力接受愤怒，有时甚至把它想象成一个我必须与之交谈的人。

呼吸可以调节愤怒——慢慢地呼吸，直到愤怒消退。一旦感觉平静，就可以试着找出情绪的根源。多数时候，愤怒是因为觉得自己被冤枉了，生活不公平。嗯，现实就是如此。所以，遇此情形，欣然接受吧。

花时间查清愤怒的根源、接纳愤怒并非易事。但如果习惯性地去压制愤怒，必将导致焦虑，生活将变成一场无休止的战争。

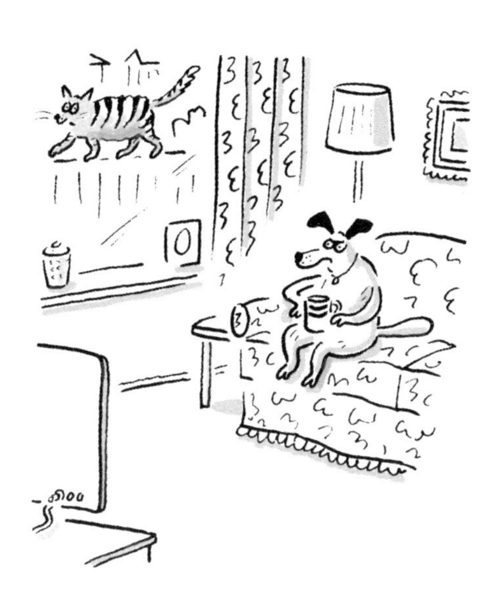

38. 烘焙的魔力

十一月阴郁的一天，这类天气让人只想蜷缩在家里，玩一些俗气的八十年代流行音乐——最终音乐和烤蛋糕令我心情大好。

尽管事实如下

家里吃蛋糕的人时常只有我一个

心知肚明蛋糕对腰围不友好

众所周知

摄入过多糖分会令人担惊受怕

我做的蛋糕经常会塌

偶尔放纵很有趣。全神贯注在感兴趣的事情上，会让人更加融入生活，精神为之振奋。既然如此，今天烘焙怎样？我尝试做了一个咖啡核桃蛋糕。出乎意料，这次，它神奇般地没有塌。

个人认为烘焙令人愉悦的原因有三。首先，虽然我们不得不做饭，但并不是非得烘焙不可。我们实实在在感受到掌控的快乐，这完全是我们自己做到的。其次，与之前发现的可以让人平静的活动类似，烘焙使身体与感官互融互通。这让我想到，当搅拌黄油和糖、打成糖霜时，蛋糕变得赏心悦目。最后，烘焙让我们玩中取乐。

烘焙与爱和庆祝息息相关。人们用蛋糕来纪念各种里程碑：洗礼、生日和婚礼。我仍然记得自己孩提时代的一些生日蛋糕。希望孩子们也能记得我为他们做的那些蛋糕。

39. 列队飞行

本周，一个寒风凛冽的傍晚，太阳快要落山了，我看到一群天鹅在空中飞翔，大概它们会飞到更温暖的地方去。

就像自行车列队骑行一样，天鹅的V形编队有助于减少每只天鹅的工作量。团队协作，轮流领航，让它们飞得更远。而天鹅发出的叫声是为了鼓励领飞者。如果天鹅生病或受伤，被迫降落，会有两只天鹅留下来陪着它，直到它恢复健康能够再次飞行。

我们这一代人奉行的准则是应该独立。但相互依赖、守望相助让我们更加桴鼓相应，紧密相连。别人给予我支持，我会真诚拥抱；而我有能力帮助他人时，也会不吝援手。设若人人表现得像天鹅，我们一定能飞得更远。

冬天

12月

—

1月

—

2月

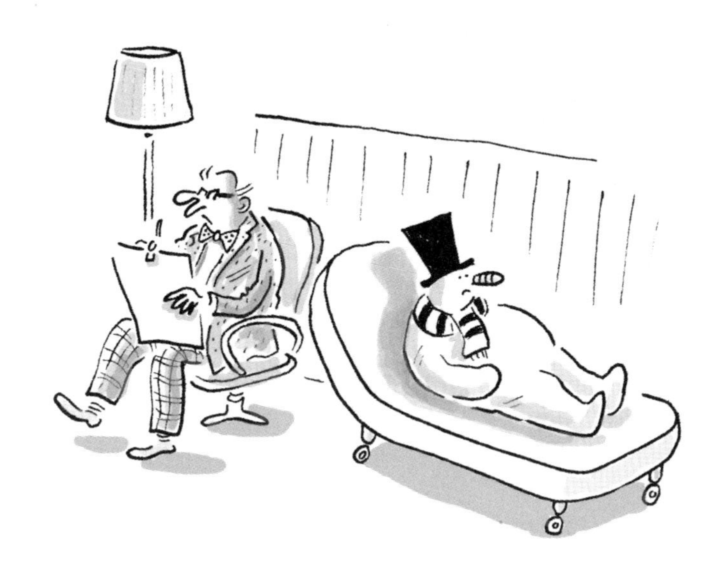

40. 天低云暗

冬天来了，天气寒冷、风景黯淡，白昼日短、光线渐暗。过去几周总是阴云密布。和多数人一样，坏天气令我心情变糟，一年中的这个季节是我最阴郁的时候。艾米莉·狄金森的《云暗》让我明白：人和自然都不可能永远光彩照人。

天低又复云暗

飞过雪花一片

穿过车辙马圈

去留抉择艰难

谁人这样待风

令其整天抱怨

自然犹如我等

时常没戴皇冠

狄金森留意到人体内部气候和自然外部天气之间存在千丝万缕的联系。我喜欢她用幽默的触觉在黑暗中穿行，无论是提及雪花，还是“穿过马圈车辙”的两难抉择，抑或是心胸狭隘的风“整天抱怨”。即便落魄潦倒，也能粲然一笑，只要我们仔细玩味，就能放飞心情。

大自然没有皇冠或权杖，所以一年之中有萧索凄凉。同样，我们的日子也会有黯淡无光。二者皆为自然规律，但重要的是二者皆是瞬息变幻。

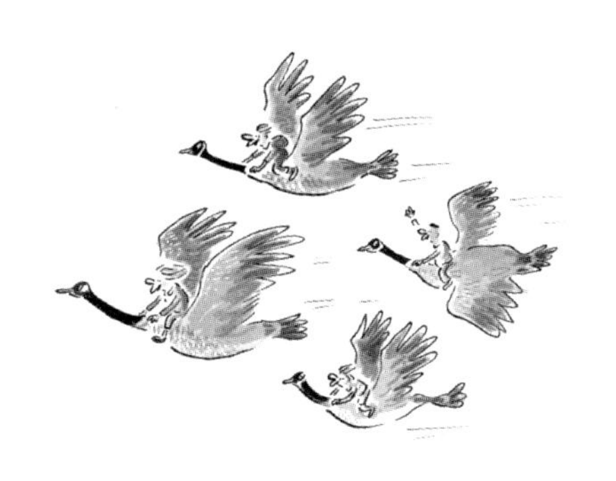

41. 做活着的人，而非做事的机器人

圣诞节前几周，通常人们比平时更忙，我也不例外。今年，我不想再鞍前马后，被节日的疯狂所困扰，我要不疾不徐，享受庆祝活动。要记住，我们是人，需要时间安静。千万别成为做事的机器人。给自己一小时，没有紧急任务，无须匆忙赴约，或许我们就有时间休整复原，充满活力。

但事实证明，说易行难。在一定程度上，人们对错失会感到恐惧（前文提过，错失是值得的）。但真正难的是放慢脚步。数字化时代，即时通信、二十四小时工作变成可能，这些都避无可避地拽着我们的生活飞奔。另外，对时间的理解和使用方式不同也是原因之一。

加拿大作家卡尔·霍诺雷认为：东方文化倾向于相信时间是周期性的，并在硕大无朋、不急不慢的循环中

移动；西方文化则认为时间是线性的，是一种不断流失的有限资源。也许这就解释了为什么我们沉迷于迅速行动；快速意味着更优秀、更聪明、更成功、更有效；缓慢等于衰老、懒惰、缺乏动力。

想放慢速度，不给原因，直接说不就行了。我无须分享日记中的留白是为了“存在的时间”，但它正是留给今年这个快乐的圣诞季节的。

42. 神秘呼吸术

这是孩子们的期末表演周。看到我们的后代出现在舞台上，我会尽量控制自己。这听来于情不通。在某些场合，让自己的情绪适当释放也无不可。但现在，我还是想做个有尊严的观众。家里有人不太在乎这个，有个“奇葩”亲戚，我好言相劝要他冷静，他仍疯狂地挥舞双手，让台上的孩子知道他的存在，而十一岁的孩子深感面上无光。

我用“指头压住鼻子的呼吸方法”去克服两种强烈情绪：一种是对这个亲戚的愤怒（他以为他是谁），另外就是作为一个母亲不想热泪盈眶却又无比骄傲时的心情。这场精彩的演出中，女儿扮演的是《约瑟夫》里的埃及舞蹈家，身着深蓝戏装，戴着金色腰带，她前所未有地美丽动人。

情绪强烈时，用这种呼吸技巧十分有效，比呼吸三部曲练习更快捷、隐蔽。听说人们站在舞台两翼候场时会大口换气，这个办法总算让我不用成为观众中第一个大口换气的人。偷偷抬手，指尖按压一侧鼻翼，用另一个鼻孔呼吸。方法简单，效果惊人。呼吸速度减半，血压随之降低，身体的放松反应被触发。这与战斗或逃跑的反应完全不同，身体进入了深度的休息状态。

这招屡试不爽，今晚一如既往。我保持了彬彬有礼、镇静自若，而周围有人却在抽泣——尽管我允许自己疯狂鼓掌，在帷幕落下时一跃而起，起立喝彩。

43. 停一停

圣诞节意味着与家人和朋友的欢聚。聚会是快乐的源泉，但同时会令情绪高度紧张。今天，紧张的情绪如期而至，瞬间的压力来得既快又狠。

得感谢停顿这个方法，它助我控制、缓和了情绪。当我预感到自己的情绪将不受控制、会把事情弄糟时，我会自问自答：我饿吗？生气吗？孤独吗？累了吗？如果是，我会在泛滥的情绪令压力倍增之前，停下来照拂身体和情绪。然后，依次处理每个问题。

如果饿了，就吃香蕉。每只香蕉通常含有二十五克葡萄糖，能促进血液流动，使大脑处于最佳状态。

如果我的愤怒遮蔽了我的判断力，我要设法安置自己。有时可能既饿又生气——有个新发明的词叫“饿怒症”（我发现，孩子放学回家或另一半下班回家是“饿怒症”易发的时刻）。停顿的聪明之处在于，让人意识到不同的情绪正在同时发生。

再来谈谈如何处理孤独。办法是千方百计不让自己独处，尽力与他人建立联系。如果办不到，就把自己当作自己最好的朋友。最后，累了吗？如果是，那就停下来休息休息。在消极痛苦中苦苦挣扎时，后退一步，片刻的反思，能让你富有成效地前进。法语中有句习语：“后退是为了更好地前进。”后退一步，以便跳得更高。

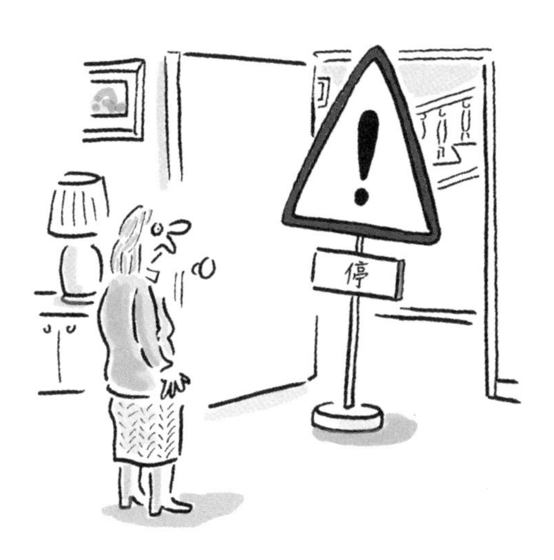

44. 心理生理学

过新年不考虑节食是不可能的。问题是，三番五次皆以失败告终。因此，今年，我决定另辟蹊径。

不再专注减肥，而是把精力放在使心情平稳的食物上，抛弃那些破坏心情的食物——主要是巧克力。当感到压力时，我总是被它吸引。摄入家庭医生称之为“快乐食物”的东西——鱼、瘦肉、绿叶蔬菜，这些食物可以提振心情，已被广为推荐。

这种食物带动情绪的新疗法，让我学会喜欢“好细菌”并爱上含有它们的食物。几十年来，医药界和动物养殖界广泛使用抗生素，这导致人体内好细菌和坏细菌都在减少。我们比以往任何时候都更需要增加良好的内部供应：这些友好的细菌，它们通过产生血清素和多巴胺来加速新陈代谢，改善情绪，帮助人们平静、快乐地生活。

因此，心理生理学应运而生——这是一个对活的有机体极具吸引力的名字。遵照专家建议，摄入足量食物就能改善情绪。90%能产生好情绪的化学物质5-羟色胺已在人体胃肠道中被发现。“第六感”这个词并非无中生有：人体肠道与情感末梢系统相连。顶级益生菌食品包括泡菜（一种发酵过的卷心菜）——必须承认我并不常吃。不过，乳脂酸奶在碗里黏黏稠稠的倒是很适合我。我还偷懒服用益生菌补充剂代替食物。在瓶子上画一个笑脸，提醒自己好细菌能让我振作。

益生菌可以帮助人体肠道内好细菌群养成。洋葱、韭菜、洋蓟、大蒜和芦笋中都有益生菌。当消化系统运转正常时，大脑就更容易同步正常运转。

45. 习惯的释放

为了更有意识地提升活着的感觉，我的新年决定是改变一些生活习惯。令人意想不到的是，仅是坐在与往常不同的地方，或者选择另一条上班的路，都会感觉不同。每周我都会从一个根深蒂固的习惯中稍事休息。正念专家称这种改变叫“习惯释放器”。下面就是我尝试过的几个习惯释放器：

- 看电影时到了影院再选片。
- 找到画笔和废弃的图画书，给蝴蝶填色。
- 参加拳击课。
- 给多年没联系的朋友打电话。

这四个习惯释放器让我能量满满，生活日新月异。

习惯释放器根除生活的自动驾驶状态。这种状态下，无须选择，生活周而复始，一成不变。虽然开会几乎迟到，但为了焕然一新、欢乐舒畅的日子，一切都是值得的。

46. 戒掉酒精

周围的朋友亲戚都在想尽办法戒酒。对我而言，每年一月绝对禁酒。而其他月份里，多数时间我也不怎么喝。

有时，看到一两杯酒就能给人带来这么多快乐，真想喝点。漫长的一天结束，喝酒是自然而然的庆祝，它将整天的阴霾一扫而空。其实，如果感到压力太大，我偶尔也会小酌一杯。仅一杯而已，剩下的会倒进盆栽。

多年来，我发现酒精会弄鬼掉猴、扰乱心神。十来岁时，哪怕只喝一杯也会兴奋得手舞足蹈，无法自持。部分原因是我个头小，一小杯就醉。

现在，只在极个别场合，我会喝酒。酒后，半夜醒来，坐直身子，满怀焦虑。酒精是一种镇静剂，所以喝完酒后会心情低落。酒精最初是让大脑神经递质水平升高，使我们快乐，此后会消耗掉这些神经递质。因此，如果走进一个聚会时感到紧张，我就用呼吸技巧，而不是用一杯酒来让自己平静。

或许本书的某些策略对你不太适用，但对我来说，放弃喝酒是件轻而易举的事。但另一方面，放弃打电话的习惯就有点难……

47. 游戏玩乐

潮湿、灰暗的二月，这种日子我就想在家搞点娱乐活动。我决定和孩子们玩一种小时候玩的纸牌游戏“赛车恶魔”，这个游戏我们过去经常玩。家里很长时间不玩游戏了。孩子们小的时候，情形大不相同——我们玩得

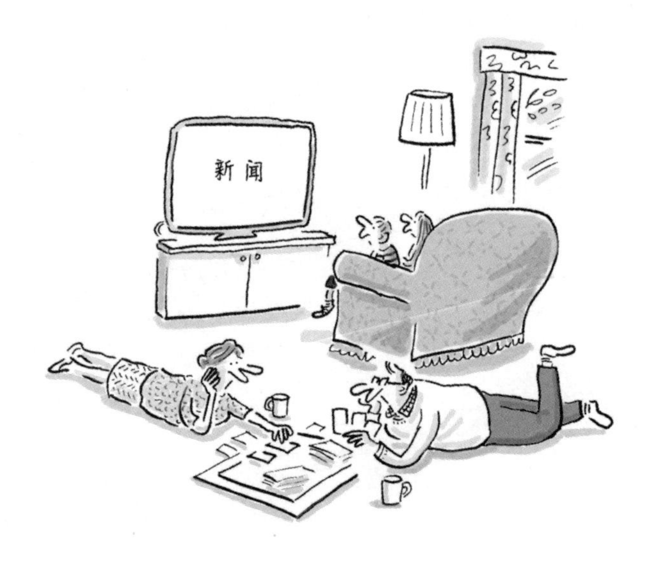

不亦乐乎、没完没了。我们还自己发明了“烹饪锅”：捉住小猪（实际是孩子们），把他们放进锅里（实际是沙发），当然他们逃了出来。

现在，玩耍的乐趣失而复得。无论是踢足球，还是玩棋类，游戏让我享受当下。让人以舒缓的方式面对人生最重要的课题——学会接纳复杂的感觉，同等重要的是享受生活久违了的轻松愉快，我们常常夜以继日、焦头烂额，因忙于处理“更重要”的事情而错失快乐。孩子们全神贯注于一场游戏时，他们被宁静安恬包围，完完全全活在当下，时间在那一刻凝固。在这种情况下，智慧正被传承，也将传遍世世代代。

48. 60%法则

艰难的一月总算过去了，这周有朋友过来喝茶、拜望。不开心的圣诞节假期、尖酸刻薄的姻亲、看似忘恩负义的孩子……凡此种种，让他们深受折磨。夫妇俩去拜会了婚姻辅导师。

“不到90%。”妻子说。

“实际上，不到80%。”丈夫纠正道。

“更可能是70%，”妻子补充道，“甚至，我敢说是60%。”

“是的，60%可能对了。”丈夫总结道。

夫妇俩满怀期望地转头望向治疗师。

“哦，60%太惊人了！”治疗师慢悠悠地答道。

听到这段对话，我就有了“60%法则”。如果友谊、项目或联系能达成60%，就算是尽善尽美了。完美只是幻想，但追求完美是真实的，当然也会让你自食其果。提防完美主义的朋友：处事非此即彼，工作废寝忘食，对失败战战兢兢，识人杯弓蛇影。

若60%法则令你放弃对完美的追求，那就十全十美了——但这不适用于飞行员或外科医生。

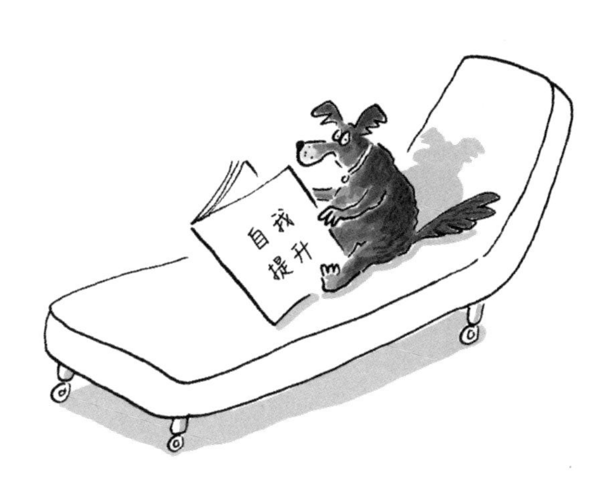

49. 瓶装阳光

这周我做了血液测试，报告显示维生素D缺乏。

在英国，一进入冬季，许多人都达不到维生素的最佳水平。白天变短，阳光照射变少，皮肤就不能合成维生素。研究表明，维生素缺乏会使情绪低落。但无论如何，多点时间待在户外总会快乐得多。

大约四月到十月，每天在阳光下待十到十五分钟，不用防晒霜，应该就足以补充我们身体里维生素D的储备。冬天的几个月，阳光中没有足够的UVB射线，所以只能消耗身体储存的维生素或用其他方式补充。

当然，应尽可能从食物中获取人体所需的维生素。高脂肪的鱼类、鸡蛋和一些谷类早餐食品都含有维生素D_2。然而，有时我们还得用到补充剂才行。阳光照射下，人体皮肤可以合成维生素D_3，我则服用维生素D_3片剂（必须遵医嘱服用，吃太多并不好）。每年这段时间，我时常用自己最喜欢的瓷杯盛上热巧克力，和着药片一起吞下，感觉十分享受。黑黑的巧克力能提高血清素水平，是双倍剂量的阳光。

50. 彩虹色食物

前几天我一直咳嗽。真是受够了。我决心想办法快点好。既然外面阴冷潮湿，我们怎么才能站到山峰的峰顶呢？记住彩虹。

这是我最近从一个营养学家那里学到的智慧，她在英超球队工作。为了运动员们达到最佳健康状态，她要求他们根据彩虹的颜色去寻找亮色食物，填满盘子。盘子上的食物说明：只吃牛排和土豆片，不能给你所有营养。

植物的颜色来自植物营养素，生物学上说，这些活性物质可以保护植物免受病毒和细菌的侵害，对人体同样有此功效。相反，像白面包和意大利面这类“白色食物”几乎没什么营养，因为有益成分被提走了。人体受压时，大脑中枢判断身体有危险，为了瞬间获得能量，身体分解出碳水化合物来帮我们逃跑或躲过捕食者。记住这点，在吃白色或者甜的食物时，你就会慢下来。

现在，取而代之的是各种五颜六色的蔬菜。昨晚吃了甜菜根、西兰花、胡萝卜和卷心菜。淡粉色的蛋糕和橘子做成的彩色布丁，是对抗灰暗天空和裸露树木的良药。没完没了的灰色冬季，有了这些，就有了我们活下去所需要的快乐。

我尽力细品慢咽：每一口都用心观赏，细嗅芳香，慢慢品味。剥开蜜橘、香蕉，压碎柠檬，我不禁赞叹大自然包装的美妙。

老天保佑——咳嗽好多了。

51. 冥想

雪花如薄片般飘落，给城市带来了一层淡淡的白色和短暂的静谧。这似乎是冥想的完美时刻。

每天花三十到四十分钟冥想，那么大脑中帮助调节情绪的区域就会变大。那些承担洞察、共鸣和怜悯的部分同样会变大。如果你和我一样，老是喜欢同时做很多事，而不好好醉心于任何一件事，那这种练习尤其有用。俗话说："如果不太忙，每天静坐冥想二十分钟吧。此后，坐一小时吧。"

冥想让你生活得更有意识、更"用心"，这意味着无论当下发生什么你都能欣然接纳，而这正是我过去苦恼的地方。第一次时，静坐并不舒服，我也不确定自己是否真在冥想，甚至感到有压力。

后来，我把"冥想"这个词改成"呼吸"，这就容易许多。每个人都会呼吸，那每个人就都会冥想。

现在，我更愿意把冥想时间叫作“呼吸时间”，我每天都会腾出半小时空闲去打开这扇窗。找一个安静的地方，关掉手机。然后，允许任何想法进入大脑，不加评判，只留意每次呼吸。重点是不要试图改变或控制任何体验，心情不好时特别有用。冥想让负面情绪安然而过，而没有增长。

看来我完全学会了冥想。

52. 微不足道的善行

我刚刚扔掉了一些废弃受潮的杂志和孩子们自行车篮子里的旧果汁盒。他们不会知道是我做的，因为我尽量不让他们知道。我并不经常对自己的小善行有意保持沉默——上周我努力整理出成堆不匹配的袜子——很想有人给我“点个赞”。做这些事情时，我内心特别平静。我把它们看作“微不足道的善行”。

小说家乔治·艾略特在他的文学名著《米德尔马契》中有几句结语。当女主人公多萝西娅去世时，艾略特反思她对周围的人产生的影响，和她所做的那些微不足道、常人难以发现的善行——这些事不足挂齿，但却至关重要，其价值不可估量——关乎我们和他人的福祉。文中这样说道：“世上善的增长，一部分也有赖于那些微不足道的行为，而你我的遭遇之所以不致如此悲惨，一半也得力于那些不求闻达、忠诚地度过一生、然后安息在无人凭吊的坟墓中的人们。”

或许这些小小的、默默的善行不会得到世俗意义上的荣耀，但对那些感受过的人来说，却意味着整个世界。

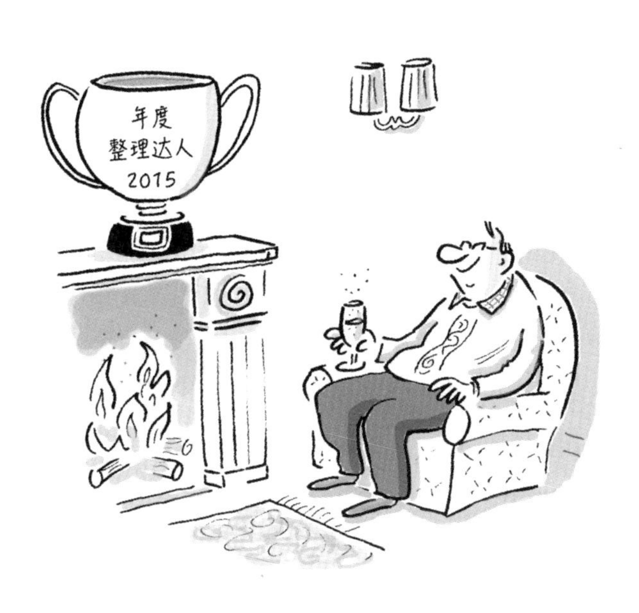

后记

管他谁的声音

在追求平静、幸福生活的旅途中，人们的奇思妙想帮助了我，这也是为什么我敢写这本书的原因。但努力识别自己的声音也帮到了我。年岁日增，有时我们需要对从长辈那里传承的观念保持谨慎。年轻时，自然而然会坚持这些想法，但随着年岁增长，这些观念会阻碍我们前进。

朋友、老师、亲戚、同事，特别是伴侣，会在你耳边七嘴八舌地表达各种观点，如令人精疲力竭的鼓点声，若能明辨这些声音会大有裨益。坠入爱河的魔力也会在大脑中开启另一种视角。同样的，和那些给我们注入积极正面信息的心理顾问或治疗师的关系也是如此。虽然他们令人耳目一新的声音会引领你战胜人生的挑战，但别丢了你自己。

所以下次杂七杂八的声音在你头脑中聒噪、教你做出判断、牵着你往前走时，请务必弄清楚到底是谁在说话。给自己时间和空间，倾听自己的声音。对我来说，有效的做法是不急于征求周围人的意见。过去，每当我不能做出决定时，我总依赖别人、听从他们的建议。如果结果不好，我又会反过来，很不公正地责怪他们。

现在，即便没有时常用到自己的52小步，我也完全明白什么是有效的。我愿意听到你的想法，与我一同在阳光下漫步。请在社交平台@RsingKellyNet分享您的想法，或者在www.rachel-kelly.net上与我联系。

鸣谢

在我经历书中所提到的事情的时候，我还是一名初出茅庐的《泰晤士报》记者。我的丈夫也还是高盛的初级银行职员。我在书中记录下那一段为了世俗意义上的成功而奋斗的经历。也因忙碌而导致病情恶化，最后，不慎演变成严重抑郁症。特别是在这件事发生的那个年代，抑郁症并非一个广为人知的“常识”。

感谢诗歌，感谢为了治愈抑郁症而做出的那些改变，要是没有这些改变，我就无法在这本书中写下我治愈后的生活和感悟了。

我的两本书曾经在英国和美国先后出版。在此，我非常感谢果麦文化把两本书合二为一，并在中国出版。本书提到的记日记的方法能够给读者一个记录自己生活中值得感恩的事情的空间。曾经的我也是用这个方法才让心灵和生活恢复平静，从而变得更好。

书稿得以完成，应感谢不吝花费时间、给予专业指导和各种支持的朋友们。特别感谢我的经纪人安德鲁·洛尼、我的出版商奥雷娅·卡朋特，我的朋友和同事伯克贝克·休、塞布丽娜·赛维欧、西比拉·科科伦、克洛伊·盖尔、乔安娜·哈里森、伊莉莎·霍耶·米勒、克里斯平·凯利、温迪·曼迪、帕基塔·马林博士、乔纳森·麦克龙、艾玛·罗素、阿曼达·瓦格特。当然，一如既往，我要感谢我的丈夫塞巴斯蒂安·格里格和我的孩子们。

作为作者，我非常在意文字表达，在此我诚挚感谢本书的译者王淩女士。她专业而优美的辞藻，为我们呈现了一部美好的作品，我很荣幸能与她合作。另外，感谢我的编辑助理黄钰茹，感谢她帮助我在中英文之间沟通协调以呈现一个更完整的作品。

最后，这本书的诞生离不开我的挚友汪新芽女士，是她为我提供了在中国出版的灵感和帮助。谨以此书献与她，以及所有向往光明与美好的人。

瑞秋·凯莉

延伸阅读

如果你想进一步了解本书的想法，请参阅下面的书文。

专注瞬间：

《正念：一本在疯狂的世界中找到平和的实践指南》（*Mindfulness: A Practical Guide to Finding Peace in a Frantic World*），马克·威廉姆斯，丹尼·彭曼，皮拉图斯出版社，2011年出版。

正念静观：

《正念冥想》（*Work with Mindfulness Meditations*），安娜·布莱克，奇科出版社，2014年出版。

杂物窒息：

《杂物窒息：化繁为简的生活》（*Stuffocation: Living More with Less*），詹姆斯·沃尔曼，企鹅出版社，2015年出版。

作壁上观者：

《棉花糖试验:自我控制能力的养成》（*Marshmallow Test: Marshalling Self-Control*），沃尔特·米歇尔，利特尔，布朗出版社，2014年出版。

找寻正念：

《持续的理念：寻找失落的幸福》（*Reaching Out The Continuum Concept: In Search of Happiness Lost*），珍·莱德罗芙，企鹅出版社，1989年出版。

温馨的家：

《构建快乐——在庸常的日子中寻找快乐和目标》（*Happiness by Design: Finding Pleasure and Purpose in*

Everyday Life），保罗 · 多兰，企鹅出版社，2015年出版。

一只鸟接着一只鸟：

《一只鸟接着一只鸟：写作和生活指南》(*Bird by Bird: Instructions on Writing and Life*)，安妮·拉莫特，班塔姆双日戴尔出版集团，安佳出版社修订版，1980年出版。

沉溺情绪：

《积极的沉溺：如何沉溺负面情绪进而战胜它们》（*Wallowing: How to Beat Bad Feelings by Letting Yourself Have Them*），蒂娜 · 吉尔伯特森，皮亚特库斯出版社，2014年出版。

做活着的人，而非做事的机器人：

《理解和治愈情感创伤：与先驱临床医生和研究者的交锋》（*Understanding and Healing Emotional Trauma: Conversations with Pioneering Clinicians and Researchers*），丹妮拉 · F. 西埃夫，劳特利奇出版社，2014年出版。

《倡导慢生活》（*In Praise of Slowness*），卡尔·奥诺雷于2005年在TED全球会议上的发言。

冥想：

《冥想如何塑造我们的大脑》（*How Meditation Can Shape Our Brains*），萨拉·拉扎于2011年在TED剑桥上的演讲。

微不足道的善行：

《米德尔马契》（*Middlemarch*），乔治·艾略特，华兹华斯出版社，1993年出版。

自尊与自怜：

克莉丝汀·利夫于2012年在百年纪念公园女性运动TED上关于“自尊与自怜的距离”的演讲。

工作坊网址详见www.compassionatemind.co.uk

译后记

二〇一七年九月初的一天，刚过完生日。我的世界在一夕之间陷入黑暗，一切来得毫无征兆。整整一周，我无法出门，无法上课，没来由地就会痛哭，甚至想轻生。那时我是香港中文大学的一名资深讲师，教了十几年英文。翻译了几本书，发表了十几篇论文，所教的学生还刚获得海峡两岸口译大赛香港赛区冠军。从小到大，我都致力于做品学兼优的乖乖女。十七岁考上复旦，保送研究生，再去香港读博，留在香港中文大学任教，人生可谓一帆风顺。亲朋好友口中的学霸，同事眼中的优秀教师。就在一年前，还写了一篇雄文《女人，你为什么而活？》，在文中不无自豪地宣称："我是一枚彻头彻尾的女性主义者……我的女性主义观概括为四个字：知美性独。"一切看起来很美，可平静的海面下，早已波涛汹涌。学术教学、爱情婚姻、人事倾轧，凡此种种，努力维持优秀独立知识女性形象的我，早已不堪重负。面对父母家人的关心，总是报喜不报忧；潜意识里的完美主义更把自己逼向崩溃边缘。

整整一周，在海的深谷里挣扎沉浮，暗无天日。微弱的求生欲让我开始寻求帮助，幸运的是找到几位愿意倾听的朋友。有朋友与我分享一位美国知名心理学家的书：人可以大致分为两种，遇到问题的处理方式截然不同。第一种人立刻会有激烈的情绪反应，并会寻找各种途径宣泄情绪；第二种人表面上控制得很好，把问题和情绪在心里找个地方埋起来，其实只是变相逃避，早已内伤严重，当问题累积到临界点就会大爆发。可不是嘛，在人前总是温和开朗，有时还会恰如其分地开几个玩笑调节气氛。可回到家，巨大的虚无感袭来，这一切究竟是为什么？人生意义何在？夜深人静时，厌世落泪，还不时会冒出躲入深山修行的念头。这个矛盾的综合体，入世与出世，永远在交战，从未止息。

九月底，香港国际诗歌之夜开筹备会。我仍处于沉郁期，北岛老师得知我的状况很是担忧，他劝我：你得去见人。于是强打精神参加筹备会议，继续担任节目总监，但期间情绪时有反复。二〇一七年十一月底，第五届的中国香港国际诗歌之夜盛况空前，好评如潮。崔健担任开幕音乐会主演嘉宾，并作为特邀诗人出席活动，近三十位国际诗人在香港济济一堂，并分赴内地五个城市参加活动。此时距北岛老师创办诗歌节已是第八个年头，他的执着与坚持，一点一滴，从涓涓细流汇聚成河。诗歌节结束后，为能继续把公益诗歌文化活动办下去，我们决定创办香港诗歌节基金会。北岛老师对我说：你辞职吧，来做基金会的秘书长。也许换个环境对你也好。二〇一八年一月，我正式从香港中文大学辞职，告别了十四年的讲台，四十二岁的我，开始第一次创业。

两年间所历人事比过去四十二年还多，应接不暇的挑战磨难、起伏波动，情绪创伤反反复复，如人饮酒，甘苦自知。生活就是修行，我深以为然。全力投入工作的同时，也要关注身心的反思、沉淀与成长。身体需要排泄的出口，情绪也一样。在病痛面前，没有贫富贵贱，如何善待我们的身心，才是关键。一位佛学造诣很深的兄长开示我：面对它、接受它、处理它、放下它。放下尤其重要，既尽人事，则不烦恼。此时，有幸遇到了教我打坐站桩、经络运行的老师，也有幸遇到了这本书。

此书作者瑞秋·凯莉，出身名门，家族是欧洲《先驱报》的创办人，她本人为牛津毕业的高才生、《泰晤士报》资深记者，瑞秋的先生同为牛津校友、杰出银行家，英国前首相卡梅伦和现任首相鲍里斯都是夫妇俩的密友，二人还育有五子。家境优渥，事业有成，家庭幸福，可谓人生赢家。可是当抑郁袭来，生活天翻地覆。这像是一条看不到头的黑暗隧道，唯有坚持，探求那尽头的光芒与希望。书中尽述她这一段艰辛磨砺，点滴反思，最后得以喜悦安宁。从外向内求，这是毕生的工程。

译者序第一稿完成之时，是去年七月在北海道出差，第二稿是十月在香港，种种原因，此书迟迟未能出版。去年十一月，我们已经成功在香港和内地十个城市举办了香港国际诗歌之夜十周年的活动。可今年年初，因为一场突如其来的疫情，我和家人朋友滞留世界各地。曾有挣扎、彷徨和焦虑，也有盼望、期待和希冀，还有时时刻刻对时间流逝的焦虑。

也许时间是我们唯一的敌人，也是迄今为止最大的奥秘。每天，一种时间的自我意识总在炙烤着我的内心。每时每刻都察觉它的流逝，却无计可施。从早上晨光乍现到夜晚华灯初上，直到深夜万物静默无声，我怀着欣喜的心迎接美好的一天到来，却不无窘迫地在一天结束时悻悻地熄灯睡觉，总觉得还有好多事没来得及做，好多书没来得及看，好多美妙之事没来得及享受，这一日怎么又过去了呢？

这些日子，这种焦虑越发明显。是因为我不再年轻了吗？没有了那种不知天高地厚，有大把时间可以挥霍，可以慢慢实现雄心壮志的自在潇洒与倨傲不逊？是因为我成熟得太晚，终于了解自己喜欢什么想做什么，却发现起飞太迟怕不能准点到达？我的日子太珍贵，我试图享受它，记录它，回味它，可是我真的不够时间！就像满心欢喜想细细品尝香浓咖啡的人，刚喝了一口就把它打翻了！惊奇，窘迫，懊悔，五味杂陈。我悲哀地发现，妄图在时间的战场上取胜，几乎绝无可能，因为它占据永远的主场。

其实这至今都是我的一个不解之谜。这是个奥秘，而不是问题。存在主义认为有解决方法的才叫问题，而凡与人相关的都是奥秘，因为人本身就是问题的制造者和解决者，对于奥秘，我们只能选择与它们一起生活。对于时间，我决定选择与这个唯一的敌人化干戈为玉帛。也就是说，我将永远带着这个问题与时间和平共处。这是我唯一的选择。

古往今来，嗟叹无数。我纵叹“良辰美景奈何天”，也抵不过“子在川上曰：逝者如斯夫”。李白吟：夫天地者，万物之逆旅。光阴者，百代之过客。而浮生若梦，为欢几何？时间，因我们而存在，却终会置我们于不顾，独自日月盈昃，地老天荒。我不再与它对抗，我愿化宿敌为良朋，与之为伴，从容度过每一天。当心慢下来的时候，时间也随之慢下来，每分每秒变得更细密柔和，如宁静清澈的湖水。时间，不再是我需要解决的问题，而是我探幽索隐的动力，雕刻人生的殿堂。

昨天我独自一人踩单车到河岸边。夕阳下，河岸空无一人，水草丰美，白鹭低飞，青翠的草木透着勃勃生机。可是没过多久，天色慢慢暗下来，青暝如薄纱笼罩着远山与河岸，树木开始透着一种慵懒的气息，仿佛知道白日将尽，夏夜即将来临。大自然予我们幻变的风景，除了细细欣赏，我想不出还有别的什么方法。

晨昏之间，去日留痕。面对正在加速也是已然了解的时代，我们更要遵从自己的内心。世界之大，有一张安静的书桌就是幸福。与此书作者一样，我们最终都指向通往身心健康的几个重要途径：信仰、诗歌、冥想、膳食、呼吸，我们的探索之路惊人地相似。冥冥之中，我追溯到东方文化的源流：孰能浊以澄静之，徐清？孰能安以久动之，徐生？保此道者不欲盈，故能敝不新成。最终，我找到了自己的信仰：如今长存的有信，有望，有爱，这三样，其中最大的是爱。何其有幸，众多良师益友，一路相伴：北岛、田原、汪新芽、甘琦、鲍朴、曹兴诚、李威、李坚、季琦、钱小华、李志、毛焰、董国强、应宪、阎志、漆洪波、薛健、解尚明、贾葭、金圣华、陈宇光、昱鑫、亮亮、Devin、K.K. Sin、Sin-wai Chan、Sarah、Henry、Ivy、Frank、Edward。还有我的家人和闺蜜，谢谢你们无私的包容与爱。

作者开篇明义："膳食、呼吸、哲学名言、祈祷铭文、诗歌谚语、冥想静观，点点滴滴的思考，令我挨过漫漫长夜。古代禅修探求生命奥秘的方法融合冥想与呼吸，让我得以安宁。哪怕仅是一两步，令你安宁、助你打开那扇幸福之门，若你也不时深感喜乐，如漫步阳光，于我而言，与有荣焉。"

同样，作为此书译者，与有荣焉。

王凌

二〇二〇年六月十二日于爱德华王子岛

作者

瑞秋·凯莉 Rachel Kelly

英国作家、记者、心理健康辅导师

BBC心理健康专栏评论员

著有《黑色彩虹》（*Black Rainbow*）、《快乐厨房：让心情变好的食物》（*The Happy Kitchen: Good Mood Food*）、《在雨中歌唱》（*Singing in the Rain*）。

毕业于牛津大学历史系，曾于英国《泰晤士报》担任记者长达十年。协助建立多个心理健康协会、慈善机构和学校，用于宣传、辅导和鼓励心理疾病患者，消除患者内心的“自卑感”并提供治疗方案。

如今，她已是五个孩子的母亲，并作为一名资深的心理健康发声者和活动大使，在各大平台呼吁大众关注抑郁症与抑郁症患者。其文章曾多次发表在英国《泰晤士报》《周日泰晤士报》和《卫报》，获得大量英国读者的关注。

她坚信，积极的心态和如诗歌般的文字能够治愈和拯救在病魔阴影下挣扎的人们。希望看到这本书的读者都能汲取正面而积极的精神养分！

译者

王凌

文化学者、译者

“此刻天涯”艺术空间创始人，香港诗歌节基金会联合创始人，香港国际诗歌之夜节目总监，曾任香港中文大学文学院高级讲师；

香港城市大学翻译学博士，复旦大学英美语言文学学士，硕士；

译著有《小小巴黎书店》《肖申克的救赎》等。

我的抑郁症好了

产品经理｜黄迪音　监　　制｜贺彦军
特约编辑｜王　怡　责任印制｜刘　淼
技术编辑｜顾逸飞　策 划 人｜吴　畏

图书在版编目（C I P）数据

我的抑郁症好了 / (英) 瑞秋 · 凯莉著 ; (英) 乔纳森 · 普格绘 ; 王淩译. -- 上海 : 上海文化出版社, 2021.1（2021.4重印）
ISBN 978-7-5535-2179-4

Ⅰ. ①我… Ⅱ. ①瑞… ②乔… ③王… Ⅲ. ①抑郁症 - 治疗- 普及读物 Ⅳ. ①R749.405-49

中国版本图书馆CIP数据核字（2020）第251822号

图字：09-2020-886号

出 版 人：姜逸青
责任编辑：郑　梅
特约编辑：黄迪音　王　怡
装帧设计：王　雪

书　名：我的抑郁症好了
作　者：〔英〕瑞秋 · 凯莉
绘　者：〔英〕乔纳森 · 普格
译　者：王淩
出　版：上海世纪出版集团　上海文化出版社
地　址：上海绍兴路 7 号　200020
发　行：果麦文化传媒股份有限公司
印　刷：天津丰富彩艺印刷有限公司
开　本：1092mm × 787mm　1/32
印　张：6.25
插　页：4
字　数：85 千字
印　次：2020 年 12 月第 1 版　2021 年 4 月第 2 次印刷
印　数：8, 001-13, 000
书　号：ISBN　978-7-5535-2179-4 / G · 357
定　价：39.80 元

如发现印装质量问题，影响阅读，请联系 021—64386496 调换。